Leitfaden der Desinfektion

für Desinfektoren und Krankenpflegepersonen

in Frage und Antwort

Von

Professor Dr. med. Fritz Kirstein

in Hannover

Zwanzigste
vermehrte und verbesserte Auflage

Springer-Verlag Berlin Heidelberg GmbH
1944

ISBN 978-3-642-98499-0   ISBN 978-3-642-99313-8 (eBook)
DOI 10.1007/978-3-642-99313-8

Softcover reprint of the hardcover 20th edition 1944

1. Auflage 1901.	11. Auflage 1925.
2. Auflage 1905.	12. Auflage 1927.
3. Auflage 1906.	13. Auflage 1929.
4. Auflage 1908.	14. Auflage 1931.
5. Auflage 1910.	15. Auflage 1935.
6. Auflage 1913.	16. Auflage 1937.
7. Auflage 1914.	17. Auflage 1939.
8. Auflage 1916.	18. Auflage 1940.
9. Auflage 1920.	19. Auflage 1942.
10. Auflage 1921.	

Bis jetzt sind Übersetzungen ins Russische, Italienische, Spanische,
Holländische, Serbische, Türkische und Schwedische erschienen.

Inhaltsverzeichnis.

A. Allgemeiner Teil.

B. Spezieller Teil.

Inhaltsverzeichnis. IX

C. Anhang.

Anleitungen zur Entnahme und Versendung von Untersuchungsmaterial

Anlagen.

Gang der Desinfektion bzw. Entlausung und Desinfektion

Je 2 Exemplare der Anlagen befinden sich in einer Tasche am
Schluß des Buches.

A. Allgemeiner Teil.

I. Allgemeines über Krankheitserreger (Bakterien und Vira).

Frage:

Antwort:

1. Was versteht man unter Infektion?

1. Die Übertragung von Krankheitskeimen von einem kranken Menschen (Tier) oder Gegenstand auf einen anderen Menschen (Tier) oder Gegenstand.

2. Wie nennt man daher auch die durch Übertragung oder Ansteckung weiter verbreitbaren Krankheiten?

2. Infektionskrankheiten.

3. Was versteht man unter Desinfektion oder Entseuchung im weiteren Sinne?

3. Die Befreiung infizierter Menschen oder Gegenstände von Krankheitskeimen.

4. Worin besteht die Befreiung infizierter Menschen oder Sachen von Krankheitskeimen?

4. In einer Abtötung der Krankheitskeime (Desinfektion im engeren Sinne) oder in ihrer mechanischen Entfernung (Reinigung) oder in einer Verbindung beider Verfahren.

5. Was sind Krankheitskeime?

5. Kleinste Lebewesen, die man mit bloßem Auge nicht sehen kann.

6. Mit welchem Instrumente können die meisten Keime gesehen werden?

6. Mit dem Mikroskop.

7. Zu welchem Naturreiche gehören die meisten Krankheitskeime?

7. Zu den Pflanzen.

8. Zu welcher Klasse von Pflanzen rechnet man die meisten Krankheitskeime?

8. Zu den Spaltpilzen oder Bakterien.

9. Welche drei Hauptklassen von Bakterien unterscheidet man je nach ihren Formen?

9. 1. Kugelbakterien (Kokken),
2. Stäbchenbakterien (Bazillen),
3. Schraubenbakterien (Vibrionen, Spirillen und Spirochäten).

10. Woher weiß man, daß die Krankheitskeime leben?

10. Weil sie sich vermehren.

11. Wie vermehren sich die Bakterien?

11. Dadurch, daß sie sich nach Erreichung einer bestimmten Größe durch Querteilung in zwei Teile teilen oder spalten (Spaltpilze).

Frage:	Antwort:
12. Was ist zu ihrer Vermehrung erforderlich?	**12.** Ein geeigneter Nährboden.
13. Durch welche anderen Krankheitserreger — außer durch Bakterien — werden bestimmte ansteckende Krankheiten hervorgerufen?	**13.** Durch Krankheitserreger, welche man Vira (Einzahl: Virus) nennt.
14. Welche charakteristischen Eigenschaften haben die Erreger der sog. Viruskrankheiten?	**14.** 1. Sie sind so klein, daß sie entweder durch das Mikroskop überhaupt nicht oder eben gerade noch gesehen werden können. 2. Sie sind durch bakteriendichte Filter (feinste Berkefeld-Filter) filtrierbar. 3. Sie können nur bei Anwesenheit lebender Zellen zur Vermehrung gebracht, d. i. gezüchtet werden.
15. Welcher Nährboden ist für die Krankheitskeime am geeignetsten?	**15.** Der menschliche oder tierische Körper.
16. Was ist die Folge des Wachstums der Keime im menschlichen oder tierischen Körper?	**16.** Die Erkrankung des befallenen Menschen oder Tieres.
17. Wo ist die Hauptquelle der menschlichen Krankheitskeime zu suchen?	**17.** In dem erkrankten menschlichen Körper.
18. Wie ist es möglich, eine große Anzahl von krankheitserregenden Bakterien aus den verschiedensten Gemischen bzw. aus dem erkrankten Körper zu züchten?	**18.** Durch Aussaat des infektionsverdächtigen Materials auf geeignete, künstliche Nährböden zur Erzielung einer sog. Reinkultur der betreffenden Bakterien.
19. Was versteht man unter einer Reinkultur?	**19.** Ein Zuchtergebnis, das nur aus einer einzigen Bakterienart besteht.
20. Seit wann kennt man Krankheitskeime genauer?	**20.** Seitdem zuerst der deutsche Bakteriologe Robert Koch 1876 den Milzbrandbazillus, später er und seine Schüler andere Krankheitskeime künstlich in Reinkulturen gezüchtet und ihre Eigenschaften erforscht haben.
21. Können die Keime auch ohne geeigneten Nährboden einige Zeit am Leben bleiben?	**21.** Ja.
22. Welche Umstände wirken in der Natur schädigend auf die Krankheitserreger ein?	**22.** Die Austrocknung und das Tageslicht, noch mehr aber die Sonnenbestrahlung.
23. Zeigen alle Krankheitskeime gegen schädigende Einwirkungen die gleiche Widerstandsfähigkeit?	**23.** Nein. Dieselbe ist vielmehr sehr verschieden.

Frage:	**Antwort:**
24. Welche Bakterien haben die größte Widerstandsfähigkeit?	**24.** Diejenigen, welche sog. Sporen (Dauerformen) bilden.
25. Was sind Sporen?	**25.** Es sind kleinste, kugelförmige Körperchen, welche dem Samen der höher entwickelten Pflanzen vergleichbar sind.
26. Welche zwei Hauptgruppen von Bakterien unterscheidet man hinsichtlich ihrer Wirkung in der Außenwelt?	**26.** 1. Parasitäre oder pathogene (krankmachende) Bakterien, das sind solche die vom Menschen oder Tier beherbergt werden und dadurch Krankheiten hervorrufen können; 2. die viel zahlreicheren, saprophytischen, für Mensch und Tier unschädlichen, ja oft nützlichen Bakterien, welche im Haushalt der Natur eine große Rolle spielen, z. B. organisches Material unter Fäulnis zu zerlegen vermögen.

II. Allgemeines über Infektionsquellen und Infektionswege.

27. Welche Infektionsquellen kommen für die Weiterverbreitung der Krankheitskeime hauptsächlich in Betracht?	**27.** 1. Die Absonderungen des Kranken (Lungenauswurf, Rachen- und Nasenschleim, Darmentleerungen, Urin, Erbrochenes, Eiter, Hautschuppen usw.); 2. die mit den Absonderungen des Kranken behafteten Hände, Leib- und Bettwäsche, Verbandzeug, Kleider, Möbel, Wände, Fußboden usw.; 3. Eß- und Trinkgeschirr, Bade- und Waschwasser, Abwässer, Abortgrubeninhalt; 4. die im Krankenzimmer befindliche Luft vermittels feinster bazillenhaltiger Tröpfchen und Stäubchen; 5. Insekten (Ungeziefer).
28. Welche Krankheiten werden z. B. hauptsächlich durch den Lungenauswurf verbreitet?	**28.** Lungenschwindsucht, Grippe (Influenza), Keuchhusten und Lungenpest.
29. Welche Krankheiten werden z. B. vorzugsweise durch Rachen- und Nasenschleim verbreitet?	**29.** Diphtherie, Scharlach und Genickstarre.
30. Welche Krankheiten werden hauptsächlich durch z. B. Darmentleerungen verbreitet?	**30.** Typhus, Ruhr und Cholera.
31. Welche Krankheit wird auch häufig durch den Urin verbreitet?	**31.** Der Typhus.

Frage:	Antwort:
32. Welche Krankheiten werden z. B. vorzugsweise durch die eitrigen und eiterähnlichen Absonderungen der Haut oder der Schleimhaut verbreitet?	**32.** Kindbettfieber sowie die übrigen ansteckenden Wundkrankheiten.
33. Welche Krankheiten können z. B. durch Hautschuppen verbreitet werden?	**33.** Scharlach und Masern.
34. Welche Personen kommen noch außer den sichtlich Kranken und Genesenden als Infektionsquellen in Betracht?	**34.** Die sog. **Bazillenträger** und **Dauerausscheider**.
35. Was versteht man unter „**Bazillenträger oder Keimträger**"?	**35.** Unter „Bazillenträger" oder „Keimträger" versteht man solche Personen, die, ohne selbst krank zu sein, Krankheitskeime in sich tragen.
36. Wo werden solche Personen am häufigsten gefunden?	**36.** In der Umgebung der an ansteckenden Krankheiten leidenden Personen.
37. Was versteht man unter „**Dauerausscheider**"?	**37.** Unter „Dauerausscheider" versteht man solche Personen, die nach ihrer Genesung Krankheitskeime noch mehr oder weniger lange Zeit von sich geben.
38. Bei welchen Krankheiten spielen die „**Bazillenträger**" und „**Dauerausscheider**" eine große Rolle?	**38.** Beim **Typhus**, bei der **Cholera**, **Ruhr**, **Diphtherie** und **Genickstarre**.
39. Warum sind derartige Personen als besonders gefährlich hinsichtlich der Übertragung der betreffenden Krankheiten zu erachten?	**39.** Weil sie, als anscheinend gesund, anderen Personen nicht verdächtig sind, und weil sie selbst häufig die notwendigen Desinfektionsmaßregeln unterlassen.
40. Wie können keimhaltige feinste Tröpfchen vom Kranken aus in die Luft gelangen?	**40.** Dadurch, daß beim Niesen, Husten und Sprechen feinste Tröpfchen vom Speichel und Schleim der Atemwege herausgeschleudert werden, die lebende Krankheitskeime enthalten.
41. Welche Krankheiten werden durch feinste keimhaltige Tröpfchen sehr häufig verbreitet?	**41.** Masern und Scharlach, Diphtherie, Tuberkulose und vor allem Grippe, Genickstarre und Lungenpest.
42. Welche Krankheiten können auch in **Staubform** übertragen werden?	**42.** Masern und Scharlach, Tuberkulose und Milzbrand.
43. Welche **Ungezieferarten** kommen für die Tätigkeit des Desinfektors hauptsächlich in Betracht?	**43.** 1. Läuse (Kopf-, Filz- und namentlich Kleiderläuse); 2. Bettwanzen und **Flöhe**; 3. Stechmücken; 4. Stuben- und Stechfliegen; 5. Ratten und Mäuse.

Frage:	**Antwort:**
44. Welche Krankheiten werden durch den Biß von Läusen übertragen?	**44.** Fleckfieber und Rückfallfieber.
45. Welche Krankheit kann z. B. durch den Stich von Flöhen übertragen werden?	**45.** Die Pest.
46. Welche Krankheit wird durch den Stich einer bestimmten Mückenart (Anopheles) übertragen?	**46.** Das Sumpf- oder Wechselfieber (Malaria).
47. Inwiefern können die Fliegen erheblich zur Vermehrung der Infektionsquellen beitragen?	**47.** Dadurch, daß sie Teilchen von infektiösem Auswurf, Stuhl, Blut u. dgl. auf Nahrungsmittel, Haut, Kleider usw. übertragen.
48. Welche Krankheiten können auf diese Weise ebenfalls eine weitere Verschleppung erfahren?	**48.** Tuberkulose, Typhus, Ruhr, Cholera, Brechdurchfall der Säuglinge.
49. Welche Krankheiten können durch den Stich von Stechfliegen übertragen werden?	**49.** Milzbrand und andere infektiöse Blutkrankheiten.
50. Bei der Übertragung welcher Krankheiten spielen die Ratten eine Hauptrolle?	**50.** Bei der Pest und der Weil'schen Krankheit.
51. Auf welchen Infektions- oder Übertragungswegen gelangen die Krankheitskeime in den menschlichen Körper?	**51.** Auf dreierlei Wegen: 1. durch die Atmungsorgane; 2. durch den Magen- und Darmkanal; 3. durch die oberflächlichen Schleimhäute und die äußere Haut.
52. Wie kann eine Infektion der Atmungsorgane erfolgen?	**52.** Durch Einatmung von Hustentröpfchen und Staub, welche Krankheitskeime enthalten (z. B. die Keime der Lungenschwindsucht).
53. Wie kann eine Infektion des Magen- und Darmkanals erfolgen?	**53.** Durch Genuß von Wasser und Nahrungsmitteln, welche Krankheitskeime enthalten (z. B. Keime des Typhus, der Ruhr, der Cholera).
54. Wie kommen Infektionen der oberflächlichen Schleimhäute oder der äußeren Haut zustande?	**54.** Dadurch, daß gesunde Personen mittels ihrer Hände Infektionsquellen (die Kranken, Absonderungen, Wäsche u. dgl.) einerseits und ihre eigenen Schleimhäute oder kleinste Hautwunden andererseits berühren (z. B. Masern und Scharlach, Kindbettfieber, Milzbrand).
55. Auf welche andere Weise kann noch eine Übertragung von Krankheitserregern von der äußeren Haut aus erfolgen?	**55.** Durch den Biß oder Stich von Insekten (z. B. die Krankheitserreger des Fleckfiebers, der Pest).

Frage:	Antwort:
56. Was versteht man unter Inkubationszeit?	56. Inkubationszeit ist die Zeit, die verstreicht von der Übertragung oder Ansteckung bis zum Ausbruch der Krankheit.
57. Ist die Inkubationszeit bei allen übertragbaren Krankheiten die gleiche?	57. Nein. Sie ist bei den einzelnen übertragbaren Krankheiten sehr verschieden. (Sie beträgt z. B.: Einige Stunden bis 3 Tage bei Grippe und Kindbettfieber, 2—8 Tage bei einheimischer Ruhr und Scharlach, 7 bis 21 Tage bei Unterleibstyphus und Fleckfieber; die Inkubationszeit bei den weiteren übertragbaren Krankheiten siehe die Tabelle S. 28/29).
58. Hat das Eindringen von Krankheitserregern in den menschlichen oder tierischen Körper regelmäßig die Erkrankung des befallenen Menschen oder Tieres zur Folge?	58. Nein.
59. Warum nicht?	59. Weil zum Zustandekommen der Erkrankung — wenigstens bei den meisten ansteckenden Krankheiten — noch eine persönliche Empfänglichkeit oder Disposition des betr. Menschen oder Tieres für die betr. Krankheitserreger gehört.

III. Verbreitungsweise und Bekämpfung der wichtigsten Infektionskrankheiten.

(Alphabetische Reihenfolge der Krankheiten.)

60. Wodurch wird der **Aussatz** (Lepra) hervorgerufen?	60. Durch den Leprabazillus, ein dem Tuberkelbazillus sehr ähnliches Stäbchen.
61. Wo finden sich die Leprabazillen und von wo werden sie am reichlichsten ausgeschieden?	61. Sie finden sich in den erkrankten Organen, vor allem in krankhaft veränderten Teilen der Haut und der Schleimhäute (besonders der Nase). Sie werden am reichlichsten von den Geschwüren der Nasenschleimhaut beim Niesen und Husten ausgeschieden.
62. Wie erfolgt die Übertragung des Aussatzes?	62. Durch Einatmung bazillenhaltiger Tröpfchen oder direkte Berührungen. (Die Infektionsweise ist noch nicht ganz geklärt.)
63. Worin besteht die Hauptschutzmaßregel gegen den Aussatz?	63. Abgesehen von den Desinfektionsmaßnahmen in der strengen Absonderung der Kranken in besonderen Heimen (Lepraheimen).
64. Wodurch wird die **Bangsche Krankheit** (in erster Linie eine Krankheit der Rinder) verursacht?	64. Durch ein äußerst kleines, unbewegliches Stäbchen, den Abortus-Bang-Bazillus.

Frage:	Antwort:
65. Wie äußert sich die Krankheit bei den Rindern?	**65.** In einem seuchenhaften Verkalben (Abortieren) der Rinder.
66. Wie geschieht die Übertragung der Krankheit auf den Menschen?	**66.** 1. Durch den Genuß roher Milch erkrankter Tiere. 2. Durch das Eindringen der Erreger durch die äußere Haut und die Schleimhäute.
67. Wo finden sich die Erreger beim erkrankten Menschen?	**67.** Hauptsächlich im Blute.
68. Sind bezüglich der Weiterverbreitung der Krankheit durch den Menschen besondere Maßnahmen, insbesondere Desinfektionsmaßnahmen, erforderlich?	**68.** Nein.
69. Warum nicht?	**69.** Weil eine Weiterverbreitung der Krankheit durch erkrankte Menschen nicht zu befürchten ist.
70. Wodurch wird die **Cholera** verbreitet?	**70.** Durch den von Robert Koch entdeckten Choleravibrio, den sog. Kommabazillus.
71. Was ist hinsichtlich der Widerstandsfähigkeit der Choleravibrionen zu bemerken?	**71.** Sie sind sehr empfindlich gegen Austrocknung und können daher durch Luftströmungen nicht verbreitet werden.
72. Womit werden die Choleravibrionen ausgeschieden?	**72.** Mit den Stuhlentleerungen und dem Erbrochenen.
73. Wie erfolgt die Übertragung der Cholera?	**73.** Die Übertragung der Cholera erfolgt dadurch, daß Teile der Stuhlentleerungen durch beschmutzte Finger, Nahrungsmittel, infizierte Wäsche, Kleider u. dgl. in den Mund gesunder Personen gelangen; sehr häufig auch durch Wasser (Bäche und Flüsse), in welches Choleraabgänge gelangt sind.
74. Welche Leute sind infolge ihres Berufes der Choleragefahr besonders ausgesetzt?	**74.** Schiffer und Flößer.
75. Können nur schwer an Cholera erkrankte Personen die Krankheit verbreiten?	**75.** Nein, auch Leichtkranke, Genesende, ja sogar völlig Gesunde, welche mit ihrem geformten Stuhlgang Cholerabazillen ausscheiden (Bazillenträger).
76. Auf welchem Wege gelangen die Cholerabazillen in den menschlichen Körper?	**76.** Vom Mund aus durch den Magen-Darmkanal.
77. Was folgt daraus für den Krankenpfleger?	**77.** Er soll unnütze Berührungen des Kranken vermeiden und darauf achten, daß er nicht mit undesinfizierten Fingern seinen Mund und seine Nase berührt.
78. Wie sollen sich die Krankenpflegepersonen bezüglich der Desinfektion ihrer Hände, die	**78.** Sie sollen, schon bevor sie den Kranken seine Wäsche, das Stechbecken oder andere Gegenstände, die mit dem Stuhlgang ver-

Frage:	**Antwort:**
häufig die Übertragung vermitteln, verhalten?	unreinigt sein können, berühren, die Hände in 0,5%iger Sagrotan- oder 2%iger Sanatollösung waschen, ebenso jedesmal, wenn die Hände durch Stuhlgang oder Erbrochenes verunreinigt sind.
79. Was gilt für die Berührung der Leiche?	79. Dasselbe wie für die Berührung des lebenden Kranken.
80. Was ist sonst noch vom Beginn bis zur Beendigung der Erkrankung sorgfältig zu desinfizieren?	80. Stuhlentleerungen und Erbrochenes und alle etwa damit beschmutzten Gegenstände (s. spezieller Teil).
81. Worin sind die näheren Bestimmungen über die Isolierung des Kranken und die Durchführung der sonstigen Absperrungs- und Bekämpfungsmaßnahmen enthalten?	81. In dem Reichsseuchengesetz vom 30. Juni 1900 und den dazu ergangenen Anweisungen.
82. Wodurch wird die **Diphtherie** hervorgerufen?	82. Durch den Diphtheriebazillus.
83. Was ist hinsichtlich der Widerstandsfähigkeit der Diphtheriebazillen zu bemerken?	83. Starkes, zur Staubform führendes Eintrocknen tötet sie ab; dagegen können sie in dickeren Schichten und gegen Licht geschützt monatelang lebensfähig bleiben.
84. Worin sind die Diphtheriebazillen enthalten?	84. In den entzündeten Teilen und in den Absonderungen des Rachens und der Nase.
85. Auf welche Weise erfolgt die Übertragung der Diphtherie?	85. Sie erfolgt auf zweierlei Weise: 1. dadurch, daß beim Husten, Schreien und Sprechen keimhaltige Tröpfchen in die Luft geschleudert werden, die dann durch die Atmung in Nase und Rachen des Gesunden gelangen können (sog. Tröpfcheninfektion); 2. in der Weise, daß die Absonderungen von Mund oder Nase des Kranken auf die Finger, auf Taschentücher oder Handtücher, Trinkgläser, Löffel oder andere Gegenstände und von hier aus in Mund oder Nase gesunder Personen gelangen (sog. Berührungs- oder Kontaktinfektion).
86. Wie müssen sich daher unter Berücksichtigung dieser beiden Verbreitungsarten die mit der Wartung des Kranken beschäftigten Personen verhalten?	86. Sie müssen 1. bei Hustenanfällen der Kranken ihr Gesicht nicht ohne besondere Veranlassung auf weniger als doppelte Armlänge dem Kranken nähern und bei Handreichungen möglichst von hinten an ihn herantreten; 2. vor allem auf ihre Hände achten, unnötige Berührungen des Kranken unterlassen und es vermeiden, mit den Fingern ihren Mund oder ihre Nase zu berühren.

Frage:	**Antwort:**
87. Wie sollen sich die Krankenpfleger in Erkenntnis der Gefährlichkeit der Berührungen des Kranken und seiner Absonderungen bezüglich der Desinfektion ihrer Hände verhalten?	**87.** Sie sollen, schon bevor sie den Kranken, seine Wäsche, das Spuckgefäß oder andere Gegenstände, die mit den Absonderungen des Kranken verunreinigt sein können, berühren, die Hände in 0,5%iger Sagrotan- oder 2%iger Sanatollösung waschen, ebenso nachher und dann jedesmal, wenn die Hände durch die Absonderungen des Kranken verunreinigt worden sind.
88. Was gilt für die Berührung der Leiche?	**88.** Dasselbe wie für die Berührung des lebenden Kranken.
89. Wie lange ist der Kranke ansteckungsfähig?	**89.** Solange er in seinem Munde Diphtheriebazillen beherbergt, was wochen-, zuweilen monatelang dauern kann.
90. Welche Personen kommen auch noch häufig außer dem Kranken für die Verbreitung der Krankheit in Betracht?	**90.** Gesunde Personen in der Umgebung des Kranken, die nicht selten die Krankheitskeime im Rachen oder in der Nase beherbergen (Bazillenträger).
91. In welcher Weise sind daher diese Bazillenträger mit Bezug auf die von ihnen ausgehende Gefahr zu belehren?	**91.** Erwachsene und ältere Kinder sind darüber wiederholt zu belehren, daß sie durch häufiges Händewaschen, Vermeiden von Küssen, unnötigen Berührungen, Gebrauch von eigenem Eß-, Trink- und Waschgerät und Desinfektion der Taschentücher eine Ansteckung verhüten können.
92. Auf welche Weise sind Diphtherie-Bazillenträger festzustellen?	**92.** Durch bakteriologische Untersuchungen der Rachen- und Nasenabstriche in einer bakteriologischen Untersuchungsanstalt.
93. In welchem Umfange sollten bakteriologische Untersuchungen in jedem Diphtheriefall vorgenommen werden?	**93.** Bei allen Wohnungsgenossen des Kranken, sowie nach seiner Genesung bei ihm selbst.
94. Welches ist der Erreger des **Fleckfiebers?**	**94.** Ein virusähnliches Kleinlebewesen, Rickettsia Prowazeki genannt.
95. Wie erfolgt die Übertragung des Fleckfiebers?	**95.** Fast ausschließlich durch Kleiderläuse, die den Krankheitserreger mit dem Krankenblut aufnehmen und durch Biß auf Gesunde übertragen; in Ausnahmefällen auch durch eingetrockneten, die Krankheitserreger enthaltenden Läusekot, der Ursache einer sog. Stäubcheninfektion werden kann.
96. Wo lebt die Kleiderlaus vorzugsweise?	**96.** In den Kleidungsstücken und in der Leibwäsche, häufig auch in den Betten und in der Bettwäsche.
97. In welcher Form sind die Läuse besonders widerstandsfähig?	**97.** In der Form ihrer Eier, bei den Läusen auch Nissen genannt.
98. Wo legt die Kleiderlaus ihre Eier ab?	**98.** In den Nähten und Falten der Wäsche und Kleider, unter Knöpfen usw.; bei stark

Frage:	**Antwort:**
	verlausten Personen findet man die Eier auch an den Körperhaaren, hauptsächlich in der Achsel-, Scham- oder Aftergegend.
99. Welche Maßnahmen kommen daher zur Bekämpfung des Fleckfiebers in erster Linie in Betracht?	**99.** In erster Linie die Maßnahmen zur Vernichtung der Kleiderläuse (siehe Abschn. IV 1), ferner auch Maßnahmen zur Desinfektion im engeren Sinne.
100. Welches ist der Erreger der **übertragbaren Gehirnentzündung?**	**100.** Der Erreger der übertragbaren Gehirnentzündung ist ein bestimmtes Virus, das Virus der übertragbaren Gehirnentzündung.
101. Worin ist der Anstekkungsstoff der Krankheit enthalten?	**101.** Vor allem in den Absonderungen des Rachens und der Nase, außerdem auch im Stuhlgang und Urin.
102. Auf welche Weise erfolgt die Übertragung der Krankheit?	**102.** Sie erfolgt auf zweierlei Weise: 1. dadurch, daß beim Husten, Räuspern und Niesen keimhaltige Tröpfchen in die Luft geschleudert werden, die dann durch die Atmung in Nase und Rachen des Gesunden gelangen können; 2. dadurch, daß die Absonderungen des Rachens und der Nase, aber auch Teile der Stuhlentleerungen und des Urins durch beschmutzte Finger, Nahrungsmittel, Taschentücher oder Handtücher, Trinkgläser, Löffel oder andere Gegenstände in den Mund gesunder Personen gelangen.
103. Welche hauptsächlichen Schutzmaßnahmen finden bei der übertragbaren Gehirnentzündung statt?	**103.** Die Absonderung des Kranken, die Beobachtung krankheits- und ansteckungsverdächtiger Personen und die Durchführung der vorgeschriebenen Desinfektionsmaßregeln (s. Nr. 481 bis 492 und Nr. 616 bis 630).
104. Welches ist der Erreger des **Gelbfiebers?**	**104.** Das Gelbfiebervirus.
105. Wo findet sich das Gelbfiebervirus?	**105.** Im Blute und in den Organen von Gelbfieberkranken und in infizierten bestimmten Stechmückenarten.
106. Warum kann sich das Gelbfieber bei uns in Deutschland bzw. in Europa nicht ausbreiten?	**106.** Weil die zur Übertragung des Gelbfiebers notwendigen Stechmückenarten nur in den Tropen zu existieren vermögen.
107. Welches ist der Erreger der **übertragbaren Genickstarre?**	**107.** Ein semmelförmiger Doppelkokkus, der Meningokokkus.
108. Was ist hinsichtlich der Widerstandsfähigkeit der Meningokokken zu bemerken?	**108.** Sie sterben in der Außenwelt sehr rasch ab.
109. Worin sind die Krankheitserreger enthalten?	**109.** In den Absonderungen des Rachens und der Nase.

Frage:

Antwort:

110. Auf welche Weise erfolgt die Übertragung der Meningokokken?

110. Sie erfolgt auf zweierlei Weise:
1. dadurch, daß beim Husten, Räuspern und Niesen keimhaltige Tröpfchen in die Luft geschleudert werden, die dann durch die Atmung in Nase und Rachen des Gesunden gelangen können;
2. dadurch, daß die Absonderungen von Mund und Nase des Kranken auf die Finger, auf Taschentücher oder Handtücher, Trinkgläser, Löffel oder andere Gegenstände und von hier aus in Mund und Nase gesunder Personen gelangen.

111. Wie verhält es sich mit der Empfänglichkeit für die Genickstarre?

111. Es sind nur verhältnismäßig wenig Menschen, insbesondere wenig Erwachsene, für die Krankheit empfänglich, jedoch werden sie sehr oft zu Keimträgern, d. h. sie beherbergen den Krankheitskeim eine Zeitlang in Nase und Rachen, ohne andere Krankheitserscheinungen als leichten Rachenkatarrh zu zeigen, der auch noch fehlen kann.

112. Warum spielen diese Kokkenträger bei der Verbreitung der Krankheit die Hauptrolle?

112. Weil sie durch ihre große Anzahl und ihren freien Verkehr viel mehr geeignet sind, die Erreger zu verbreiten, als die Genickstarrkranken selbst.

113. In welcher Weise müssen zwecks Verhütung der Ausbreitung der Krankheit die Kokkenträger und überhaupt alle Wohnungsgenossen des Kranken über die von ihnen ausgehende Gefahr belehrt werden?

113. Sie müssen über die Übertragungsweise der Krankheit aufgeklärt und belehrt und es müssen ihnen folgende Vorsichtsmaßnahmen ans Herz gelegt werden:
Bei Hustenstößen Abwenden des Kopfes und Vorhalten des Taschentuches, Vermeiden von Küssen und unnötigen Berührungen, häufiges Händewaschen, Gebrauch von eigenen Hand- und Taschentüchern, Desinfektion der Taschentücher.

114. Welche Schutzmaßnahmen finden außerdem beim Kranken selbst noch Anwendung?

114. Die Absonderung des Kranken, die Beobachtung krankheits- und ansteckungsverdächtiger Personen und die Durchführung der vorgeschriebenen Desinfektionsmaßregeln (siehe Nr. 481 bis 492 und Nr. 616 bis 630).

115. Wodurch wird die **Grippe** oder **Influenza** (nicht anzeigepflichtig) hervorgerufen?

115. Wahrscheinlich durch ein bestimmtes Virus, das Grippevirus in Verbindung mit feinsten Bazillen, den Influenzabazillen.

116. Welche Infektionsquellen kommen für die Verbreitung der Krankheit in Betracht?

116. Der Lungen- und Rachenauswurf und der Nasenschleim.

117. Wie kommt die Infektion zustande?

117. In erster Linie durch die Einatmung der vom Kranken beim Husten, Sprechen und Niesen verspritzten Tröpfchen, ferner durch Berührungen der mit Absonderungen

Frage:	**Antwort:**
	beschmutzten Taschentücher, der Hände des Kranken einerseits und der Schleimhäute des Mundes und der Nase von Gesunden andererseits.
118. Sind besondere Desinfektionsmaßnahmen bei der Grippe erforderlich?	**118.** Nein (sind auch nicht gesetzlich vorgeschrieben).
119. Warum nicht?	**119.** Weil der Ansteckungsstoff zu Zeiten von Epidemien weit verbreitet ist und weil derselbe schon von selbst in der Außenwelt sehr rasch abstirbt.
120. Welches ist der Erreger des **Keuchhustens?**	**120.** Der Erreger des Keuchhustens ist ein sehr kleines Stäbchen, der Keuchhustenbazillus.
121. Welche Anschauungen gelten hinsichtlich der Verbreitungsweise des Keuchhustens?	**121.** Im wesentlichen die gleichen wie bei der Grippe (siehe Nr. 116 und 117).
122. Welche hauptsächlichen Schutzmaßnahmen finden bei dem Keuchhusten statt?	**122.** Die Absonderung des Kranken und die Desinfektion seiner katarrhalischen Ausscheidungen, Wäsche und Gebrauchsgegenstände.
123. Wodurch wird das **Kindbettfieber** hervorgerufen?	**123.** Durch Haufen- oder meist Kettenkokken.
124. Was ist hinsichtlich der Widerstandsfähigkeit dieser Kokken zu bemerken?	**124.** Sie sind im allgemeinen ziemlich widerstandsfähig, auch gegen Austrocknung.
125. Worin finden sich die Erreger des Kindbettfiebers?	**125.** Im Blut und in den Absonderungen aus den Geschlechtsteilen von Kindbettfieberkranken.
126. Wie erfolgt die Übertragung des Kindbettfiebers?	**126.** Dadurch, daß die Kindbettfiebererreger durch Hände oder Instrumente, welche mit Wochenfluß, der damit infizierten Wäsche, Vorlagen, Verbandstoffen u. dgl. in Berührung gekommen sind, auf die Geschlechtsteile gesunder Gebärenden oder Wöchnerinnen gebracht werden.
127. Worauf haben sich die Desinfektionsmaßnahmen bei bzw. nach Ablauf eines Kindbettfieberfalles zu erstrekken?	**127.** 1. Auf die Desinfektion der mit dem Wochenfluß verunreinigten Gegenstände, Vorlagen, Verbandmittel, Wäsche u. dgl.; 2. auf die Reinigung und Desinfektion des Körpers der Hebamme oder Pflegerin, ferner ihrer Instrumente, Wäsche und Kleidung.
128. Wodurch wird die **übertragbare Kinderlähmung** hervorgerufen?	**128.** Durch ein auch mit Hilfe des Mikroskops nicht sichtbares (filtrierbares) Virus, das Virus der übertragbaren Kinderlähmung.
129. Wo findet sich der Krankheitserreger?	**129.** Der Krankheitserreger findet sich im Mund- und Rachenschleim, in den Darmentleerungen und im Urin, und zwar nicht nur

Frage:	Antwort:
	bei gelähmten Kranken, sondern auch bei leicht Erkrankten, ja sogar bei Gesunden der Umgebung.
130. Wie findet wahrscheinlich die Übertragung des Krankheitskeimes statt?	130. Durch Berührungen der Ausscheidungen des Kranken bzw. der damit verunreinigten Gegenstände oder durch Hustentröpfchen; vielleicht wirkt auch eine Blutübertragung durch eine Stechfliege ansteckend.
131. Wie gestalten sich die Maßnahmen zur Bekämpfung der Krankheit?	131. In gleicher Weise wie bei der Genickstarre; außerdem hat noch die Desinfektion sämtlicher Ausscheidungen der Kranken und Krankheitsverdächtigen und aller mit ihnen beschmutzten Gegenstände stattzufinden.
132. Wodurch wird die **Körnerkrankheit (Granulose, Trachom)** hervorgerufen?	132. Wahrscheinlich durch ein auch mit Hilfe des Mikroskops nicht sichtbares (filtrierbares) Virus, das Virus der Körnerkrankheit.
133. Worin ist der Anstekkungsstoff der Körnerkrankheit enthalten?	133. In den Absonderungen der Augen des Kranken.
134. Wie erfolgt die Übertragung der Krankheit?	134. 1. Entweder durch direkte Berührung dergestalt, daß die Finger mit den Absonderungen verunreinigt werden und kleine Teile davon beim Reiben und Jucken in ein gesundes Auge bringen, oder 2. auf indirektem Wege durch die gemeinsame Benutzung von Gebrauchsgegenständen, besonders von Waschgeräten, Hand- und Taschentüchern, endlich 3. durch Fliegen, welche etwas von den Absonderungen auf eine gesunde Bindehaut übertragen.
135. Welche Gegenstände sollten deshalb dem Kranken zwecks Verhütung der Weiterverbreitung der Krankheit zur alleinigen Verfügung stehen?	135. Der Kranke sollte ein eigenes Bett haben, jedenfalls aber eigene Waschgeräte, Hand- und Taschentücher benutzen. Er darf daher auch keine öffentlichen Badeanstalten besuchen.
136. Wie sollen sich der Kranke und seine Umgebung bezüglich der Berührung der Augen verhalten?	136. Er selbst sowie seine Umgebung sollen unnötige Berührungen der kranken Augen unterlassen; die Umgebung soll insbesondere auch Berührungen der eigenen Augen vermeiden.
137. Wie sollen sich der Kranke und seine Umgebung in Rücksicht auf die Gefährlichkeit der Berührungen der kranken Augen, der Verbandläppchen, Handtücher u. dgl. bezüglich	137. Sie sollen schon vor einer durchaus notwendigen Berührung dieser Gegenstände die Hände in 0,5%iger Sagrotan- oder 2%iger Sanatollösung waschen, ebenso jedesmal nachher, wenn die Hände durch die Absonderungen des Kranken verunreinigt worden

Frage:

der Desinfektion der Hände verhalten?

138. Welche **Desinfektionsmaßnahmen** haben sonst noch stattzufinden?

139. Wodurch wird die **Krätze** (nicht anzeigepflichtig) hervorgerufen?

140. Wie kommt die Übertragung der Krankheit zustande?

141. Wie geschieht die Vernichtung der Krätzmilben an Betten, gebrauchter Wäsche und Kleidungsstücken?

142. Wodurch werden **bakterielle Lebensmittelvergiftungen** (Fleisch-, Wurst-, Fisch- usw.-Vergiftung) hervorgerufen?

143. Warum spricht man in solchen Fällen von Lebensmittelvergiftung?

144. Wo finden sich die Erreger beim erkrankten Menschen?

145. Welche Schutzmaßnahmen sind bei bakterieller Lebensmittelvergiftung erforderlich?

146. Welches ist der Erreger der **Malaria** (Sumpf- oder Wechselfieber)?

147. Wo finden sich die Malariaerreger?

148. Wie kommt die Übertragung der Krankheit zustande?

149. In welchen Gegenden kommt die Malaria nur vor?

Antwort:

sind. (Eine Flasche mit Desinfektionsflüssigkeit sollte daher stets im Krankenzimmer stehen.)

138. Die Desinfektion der Absonderungen und Gebrauchsgegenstände des Kranken (s. Nr. 549 bis 556 und Nr. 663 bis 666).

139. Durch einen den Milben zugehörigen Schmarotzer, der sich in Form von Gängen in die Oberhaut einbohrt.

140. Hauptsächlich durch länger dauernde Berührungen, aber auch durch Betten, Leibwäsche und Kleidungsstücke.

141. Durch die Dampfdesinfektion oder chemische Desinfektionsmittel (z. B. durch 5%ige Kresolseifenlösung).

142. Meist durch die sog. Enteritisbazillen, welche mit dem Bazillus des Paratyphus (s. d.) verwandt sind, seltener durch den gefährlicheren Bazillus botulinus.

143. Weil in solchen Fällen weniger die Zeichen einer Infektion als einer Vergiftung (durch die von Bakterien in den Lebensmitteln gebildeten Gifte) im Vordergrund stehen.

144. In den Ausscheidungen des Kranken, Stuhl, Urin und Erbrochenem, außerdem nicht selten im Blute.

145. Die Ausfindigmachung und Beseitigung der verdorbenen Lebensmittel, die Absonderung des Kranken und die Desinfektion seiner Ausscheidungen.

147. Der Erreger ist ein tierisches Kleinlebewesen, das Malaria-Plasmodium.

146. Ausschließlich im Blute von an Malaria erkrankten Menschen und in infizierten bestimmten Stechmücken (Anophelesmücken), in denen die Malariaparasiten einen bestimmten Entwicklungsgang durchmachen.

148. Nur durch den Stich von Anophelesmücken, in denen die Malariaerreger den bestimmten Entwicklungsgang durchgemacht haben.

149. Nur in solchen Gegenden, wo Anophelesmücken vorhanden sind und günstige Bedingungen für ihre Existenz und Fortpflanzung finden (vorzugsweise in sumpfigen, warmen Gegenden).

Frage:	**Antwort:**
150. Welche Maßregeln kommen zur Bekämpfung der Malaria in Betracht?	**150.** 1. Abtötung der Malariaparasiten im menschlichen Körper durch langdauernde Chininbehandlung; 2. Schutz der Gesunden gegen die Mückenstiche durch Moskitonetze, Schleier, Handschuhe u. dgl.; 3. Vernichtung der Stechmücken und ihrer Brut (s. Nr. 806 bis 817).
151. Welches ist der Erreger der **Masern** (nicht anzeigepflichtig)?	**151.** Der Erreger der Masern ist ein bestimmtes Virus, das Masern-Virus.
152. Worin ist der Anstekkungsstoff der Masern enthalten?	**152.** Im Nasenschleim, Auswurf, in Wäsche und Kleidern.
153. Wodurch erfolgt die Übertragung der Masern?	**153.** Durch die Absonderungen des Kranken und die damit beschmutzten Gegenstände, durch beim Husten, Sprechen und Niesen verschleuderte Tröpfchen, durch Hautschuppen und flugfähige Stäubchen.
154. Weshalb sind besondere Bekämpfungsmaßregeln (mit Ausnahme des Verbots des Schulbesuchs) für Masern nicht vorgeschrieben?	**154.** Weil sie bei der Flüchtigkeit des Ansteckungsstoffes nicht viel helfen würden und weil die Krankheit meist günstig verläuft.
155. Wodurch wird der **Milzbrand** (in erster Linie eine Tierkrankheit) hervorgerufen?	**155.** Durch den Milzbrandbazillus, der Dauerformen, sog. Sporen bildet, welche außerordentlich widerstandsfähig sind.
156. Wo finden sich die Milzbrandbazillen im erkrankten Menschen oder Tiere?	**156.** Im Blut, Eiter, unter Umständen im Lungenauswurf und in den Stuhlentleerungen.
157. Wie erfolgt die Übertragung des Milzbrands auf den Menschen?	**157.** Sie erfolgt 1. in der Weise, daß beim Abledern milzbrandkranker Tiere, bei der Verarbeitung von Häuten entweder durch Kratzen mit infizierten Fingern oder in vorhandene kleine Hautwunden die Milzbrandbazillen in die Haut dringen (Hautmilzbrand, namentlich bei Fleischern, Abdeckern, Gerbern usw.); 2. durch Einatmung von Milzbrandsporen (Lungenmilzbrand bei Wollsortierern, Roßhaararbeitern usw.); 3. durch Verzehren rohen Fleisches milzbrandkranker Tiere (Darmmilzbrand).
158. Welche gesetzlichen Bestimmungen hinsichtlich der Bekämpfung des Milzbrands hat der Desinfektor bzw. Pfleger zu beachten?	**158.** Diejenigen, welche sich auf die Absonderung des Kranken und die Desinfektion (s. Nr. 559 bis 565 und Nr. 669 u. 670) beziehen.

Frage:	**Antwort:**
159. Wodurch wird die **Papageienkrankheit** verursacht?	**159.** Durch ein Virus, die sog. Psittakose-Körperchen.
160. Worin sind die Krankheitskeime beim erkrankten Menschen hauptsächlich enthalten?	**160.** Im Lungenauswurf.
161. Wie kommt die Übertragung der Papageienkrankheit auf den Menschen zustande?	**161.** 1. Durch kranke Papageien oder Wellensittiche, und zwar durch Berührungen von Nasenausfluß und Stuhlgang, durch Biß in den Finger u. dgl., ferner durch Einatmen von keimhaltigen Tröpfchen (beim Niesen und Schreien der Tiere) oder von Staub, den die Tiere in ihrem Käfig aufwirbeln; 2. durch scheinbar gesunde Papageien und Wellensittiche (gesunde Keimträger); 3. vom kranken Menschen auf gesunde Personen durch Berührungen des Kranken und der von ihm benutzten Gegenstände, vor allem aber durch die Einatmung keimhaltiger Tröpfchen.
162. Wie sollen sich daher unter Berücksichtigung der Übertragungsgefahr die Desinfektoren bei dem Umgang mit den erkrankten Tieren bzw. bei den nötigen Desinfektionsmaßnahmen verhalten?	**162.** Sie sollen sich selbst durch Anlegen eines Mund- und Nasenschutzes (doppelte Mullbinde mit Watteeinlage) und Tragen von Gummi- oder Lederhandschuhen schützen.
163. Wodurch wird der **Paratyphus** hervorgerufen?	**163.** Durch ein dem Typhusbazillus ähnliches, lebhaft bewegliches Stäbchen.
164. Wie erfolgt die Übertragung bzw. Verbreitung des Paratyphus?	**164.** Häufig durch Nahrungsmittel (Fleisch und Milch), im übrigen wie beim Typhus (s.d.).
165. Was gilt hinsichtlich der Bekämpfungsmaßregeln?	**165.** Dasselbe wie für Typhus (s. d.).
166. Wodurch wird die **Pest** hervorgerufen?	**166.** Durch den Pestbazillus, ein kurzes unbewegliches Stäbchen.
167. Welche Formen der Pest unterscheidet man beim Menschen?	**167.** Die verhältnismäßig wenig gefährliche Drüsenpest, die Pestblutvergiftung und die äußerst gefährliche Lungenpest.
168. Welche Infektionsquellen kommen bei der Pest hauptsächlich in Betracht?	**168.** Blut und Geschwürsabsonderungen, Auswurf, Erbrochenes, Stuhl und Urin des Erkrankten; ferner pestkranke Ratten bzw. deren Ausscheidungen.
169. Wie kommt die Übertragung der Pest zustande?	**169.** 1. Durch Berührungen der Ausscheidungen bzw. der infizierten Gebrauchsgegenstände des Erkrankten; 2. durch Einatmung der von Lungenpestkranken verstreuten Tröpfchen;

Frage:	**Antwort:**
	3. durch den Stich von Flöhen pestkranker Ratten.
170. Wie müssen sich daher unter Berücksichtigung der beiden erstgenannten Übertragungsarten die mit der Wartung des Kranken beschäftigten Personen verhalten?	**170.** Sie müssen: 1. auf ihre Hände achten, unnötige Berührungen des Kranken unterlassen und es vermeiden, mit den Fingern ihren Mund oder ihre Nase zu berühren; 2. vor allem bei Hustenstößen des Kranken ihr Gesicht vom Kranken möglichst fernhalten und bei Handreichungen von hinten an ihn herantreten. (Bei Lungenpestkranken empfiehlt es sich, eine Schutzmaske zu tragen.)
171. Welche reichsgesetzlichen Bestimmungen hinsichtlich der Bekämpfung der Pest hat der Desinfektor oder Pfleger zu befolgen?	**171.** Diejenigen, welche sich auf die strenge Absonderung der kranken, krankheitsverdächtigen, unter Umständen auch der ansteckungsverdächtigen Personen beziehen und die gründliche Durchführung der Desinfektion (s. Nr. 434 bis 479 u. Nr. 574 bis 593).
172. Wodurch werden die **Pokken** berursacht?	**172.** Durch ein Virus, die sog. Paschenschen Körperchen.
173. Was ist hinsichtlich der Widerstandsfähigkeit des Pockenerregers zu bemerken?	**173.** Er ist sehr widerstandsfähig, insbesondere auch gegen Austrocknung.
174. Worin ist der Erreger beim Pockenkranken enthalten?	**174.** Er ist im Pustelinhalt, im Auswurf, Nasenschleim und in den Hustentröpfchen des Kranken enthalten.
175. Welche Infektionsquellen kommen bei den Pocken hauptsächlich in Betracht?	**175.** Wäsche, Kleider, Betten und alle sonstigen von dem Kranken benutzten Gegenstände, ferner vor allem die von dem Kranken beim Husten und Sprechen verschleuderten Tröpfchen.
176. Wie kommt die Übertragung der Pocken zustande?	**176.** Durch Berührungen des Kranken und der von ihm benutzten Gegenstände, vor allem aber durch die Einatmung keimhaltiger Tröpfchen und Stäubchen.
177. Welche reichsgesetzlichen Bestimmungen hinsichtlich der Bekämpfung der Pocken sind für den Desinfektor oder Pfleger von besonderer Wichtigkeit?	**177.** Diejenigen, welche sich auf die Absperrung der kranken, krankheits- und ansteckungsverdächtigen Personen beziehen, die Vorschriften über die Desinfektion (siehe Nr. 434 bis 479 und Nr. 574 bis 593) und über die Schutzpockenimpfung.
178. Wodurch wird der **Rotz** (in erster Linie eine Krankheit der Pferde) hervorgerufen?	**178.** Durch ein kleines, unbewegliches Stäbchen, den Rotzbazillus.
179. Wo finden sich die Rotzbazillen beim erkrankten Menschen?	**179.** In den Geschwüren der Nasenschleimhaut, der Haut und im Blute.

Frage:	Antwort:
180. Wie erfolgt die Übertragung der Krankheit?	**180.** Durch Berührungen mit dem Nasenschleim, dem Eiter oder Blute rotzkranker Menschen oder Tiere.
181. Welche gesetzlichen Bestimmungen hinsichtlich der Bekämpfung des Rotzes hat der Desinfektor bzw. Pfleger zu beachten?	**181.** Diejenigen, welche sich auf die Absonderung des Kranken und die Desinfektion (s. Nr. 551 u. 552 und Nr. 669 u. 670) beziehen.
182. Wodurch wird das **Rückfallfieber** hervorgerufen?	**182.** Durch ein korkzieherartig gewundenes Bakterium, eine bestimmte Spirochätenart.
183. Wo finden sich die Erreger?	**183.** Im Blute des Kranken.
184. Wie erfolgt die Übertragung der Krankheit?	**184.** Durch Kleider- und Kopfläuse, viel seltener durch Wanzen.
185. Worauf haben sich die Bekämpfungsmaßregeln in erster Linie zu erstrecken?	**185.** Auf die Vertilgung des Ungeziefers, insbesondere der Läuse und Wanzen.
186. Wodurch wird die einheimische **Ruhr** hervorgerufen?	**186.** Durch plumpe, unbewegliche Stäbchen, die Ruhrbazillen, von denen es verschiedene Arten gibt.
187. Was ist hinsichtlich der Widerstandsfähigkeit der Ruhrbazillen zu bemerken?	**187.** Sie sind, namentlich gegenüber der Austrocknung, nicht besonders widerstandsfähig.
188. Worin ist der Ansteckungsstoff enthalten?	**188.** Er ist ausschließlich in den Stuhlentleerungen (nicht im Urin) enthalten, und zwar gelegentlich auch bei chronisch Kranken, sog. Dauerausscheidern.
189. Wie erfolgt die Übertragung der Ruhr?	**189.** Sie erfolgt dadurch, daß Teile der Stuhlentleerungen durch beschmutzte Hände, Nahrungsmittel oder andere Gegenstände in den Mund gesunder Personen gelangen.
190. Wie sollen sich deshalb die Krankenpfleger mit Bezug auf ihre Hände verhalten?	**190.** Sie sollen unnütze Berührungen des Kranken vermeiden und darauf achten, daß sie nicht mit den Fingern ihren Mund oder Nase berühren.
191. Wie sollen sich die Krankenpfleger in Erkenntnis der Gefährlichkeit der Berührungen des Kranken und seiner Absonderungen bezüglich der Desinfektion der Hände verhalten?	**191.** Sie sollen, schon bevor sie den Kranken, seine Wäsche, das Stechbecken oder andere Gegenstände, die mit Stuhlgang verunreinigt sein können, berühren, die Hände in 0,5%iger Sagrotan- oder 2%iger Sanatollösung waschen, ebenso nachher und insbesondere dann jedesmal, wenn die Hände durch Stuhlgang verunreinigt worden sind.
192. Was gilt für die Berührung der Leiche?	**192.** Dasselbe wie für die Berührung des lebenden Kranken.
193. In welcher Weise werden auf Nahrungsmittel häufig Ruhrbazillen übertragen?	**193.** Dadurch, daß sich Fliegen auf Stuhlgänge des Kranken und danach auf Nahrungsmittel setzen.

Frage:	**Antwort:**

194. Was hat zu geschehen, um die Übertragung der Ruhr durch Fliegen zu verhindern?

194. Die Fliegen sind von Krankenzimmern möglichst fernzuhalten. Wo dies nicht durchführbar ist, sind die Stechbecken, mit Stuhlgang verunreinigte Wäsche usw., sowie die Nahrungsmittel durch Bedecken nach Möglichkeit vor Fliegen zu schützen.

Nahrungsmittel, die nicht sogleich verzehrt oder nicht vor dem Genuß gekocht werden, sind in verschließbaren Schränken aufzubewahren oder mit fliegendichten Drahtnetzen zu überdecken.

Aborte, die nicht mit Wasserspülung versehen sind, sind mit einem gut schließenden Deckel zu bedecken und auch sonst sorgfältig vor Fliegen zu schützen. Dies gilt auch für Abortgruben, Tonnen, Kübel und Müllgruben.

195. Wie sollen sich Ruhrkranke hinsichlich ihrer Entleerungen bzw. der Benutzung des Aborts verhalten?

195. Ruhrkranke, die an starkem Stuhldrang leiden, sollen ein Stechbecken oder sonst geeignete Gefäße benutzen. Wenn Leichtkranke den gemeinsamen Abort benutzen, sollen sie Verunreinigungen des Sitzbrettes und des Fußbodens vermeiden; sie sollen reichlich Klosettpapier benutzen und ihre Hände, wenn möglich, schon vorher, jedenfalls aber nachher mit 0,5%iger Sagrotan- oder 2%iger Sanatollösung waschen. Der Abort soll daher gut erleuchtet und reichlich mit Papier versehen sein.

196. Was soll der Desinfektor oder Pfleger den Kranken und ihren Angehörigen gegenüber sich angelegen sein lassen?

196. Er soll die Kranken und ihre Angehörigen über die Übertragungsweise der Ruhr und die erforderlichen Schutz-, insbesondere die Desinfektionsmaßnahmen belehren.

197. Welches ist der Erreger des **Scharlachs?**

197. Der Erreger des Scharlachs ist noch nicht sicher bekannt. Wahrscheinlich spielen besondere Kettenkokken (Streptokokken) eine ursächliche Rolle.

198. Wie erfolgt die Übertragung des Scharlachs?

198. Wahrscheinlich ebenso wie bei anderen Krankheiten, die mit Entzündungen im Rachenraum und in den Luftwegen einhergehen, durch die dort entstandenen Absonderungen und die mit diesen infizierten Wäschestücke, Kleider, Gebrauchsgegenstände usw., außerdem durch Einatmung von verstreuten Hustentröpfchen.

199. Wie sollen sich daher die mit der Wartung des Kranken beschäftigten Personen verhalten?

199. Sie sollen vermeiden, sich von dem Kranken anhusten zu lassen und sollen unnötige Berührung des Kranken unterlassen. Ferner sollen sie, schon bevor sie den Kranken, seine Wäsche, das Spuckgefäß oder an-

Frage:	**Antwort:**
	dere Gegenstände, die mit den Absonderungen des Kranken verunreinigt sein können, berühren, die Hände in 0,5 %iger Sagrotan- oder 2 %iger Sanatollösung waschen, ebenso jedesmal nach der Berührung und insbesondere dann, wenn die Hände durch die Absonderungen des Kranken verunreinigt worden sind.
200. Was gilt für die Berührung der Leiche?	**200.** Dasselbe wie für die Berührung des lebenden Kranken.
201. Welches ist der Erreger der **Syphilis** (nicht anzeigepflichtig)?	**201.** Ein sehr zartes, korkzieherartig gewundenes Bakterium, eine Spirochäte.
202. Wo kommen die Erreger vor?	**202.** In den Ausscheidungen der Geschwüre, im Mundspeichel usw.
203. Wie erfolgt die Übertragung der Syphilis?	**203.** Fast ausschließlich durch den Geschlechtsverkehr oder durch den Kuß von einem Erkrankten.
204. Warum erübrigen sich bei der Syphilis in der Regel Desinfektionsmaßregeln?	**204.** Weil die Syphiliserreger in der Außenwelt außerordentlich rasch absterben.
205. Welches ist der Erreger der **Tollwut?**	**205.** Der Erreger der Tollwut ist noch nicht bekannt.
206. Wie kommt die Übertragung der Tollwut zustande?	**206.** Dadurch, daß der den Tollwuterreger enthaltende Speichel eines tollwutkranken Tieres (meist Hundes) in eine Wunde eines empfänglichen Tieres oder eines Menschen hineingerät (in der Regel durch Biß).
207. Welches ist das sicherste Mittel gegen den Ausbruch der fast stets tödlichen Tollwutkrankheit bei einem mit dem Tollwutgift infizierten Menschen?	**207.** Die Pasteursche Schutzimpfung gegen Tollwut.
208. Wodurch wird die **Trichinenkrankheit (Trichinose)** hervorgerufen?	**208.** Durch die Trichine, einen kleinen Wurm, welcher zumeist beim Schweine vorkommt.
209. Wie erfolgt die Übertragung der Trichinose?	**209.** Durch den Genuß trichinenhaltigen Schweinefleisches. Die Schweine werden dadurch infiziert, daß sie trichinenkranke Ratten fressen.
210. Welche Maßnahmen werden zur Abwehr der Trichinengefahr angewandt?	**210.** Die Vertilgung der Ratten und die obligatorische mikroskopische Untersuchung des Schweinefleisches auf Trichinen (Trichinenschau).
211. Wodurch wird der **Tripper** oder **Gonorrhöe** (nicht anzeigepflichtig) hervorgerufen?	**211.** Durch einen Doppelkokkus von Kaffeebohnenform, den Gonokokkus.

Frage:	**Antwort:**
212. Wo finden sich die Gonokokken?	**212.** In dem eitrigen Ausfluß aus den Geschlechtsteilen von Tripperkranken und in dem Eiter der Augen infizierter Kinder.
213. Wie erfolgt die Übertragung?	**213.** Fast ausschließlich durch den Geschlechtsverkehr, zuweilen durch Schwämme, Badewasser auf die Augen oder die Geschlechtsteile von Kindern.
214. Warum sind beim Tripper besondere Desinfektionsmaßnahmen nicht vorgeschrieben?	**214.** Weil die Gonokokken in der Außenwelt rasch absterben und daher bloße Reinlichkeit in der Regel genügt.
215. Wodurch wird die **Tuberkulose** hervorgerufen?	**215.** Durch ein schlankes Stäbchen, den durch R. Koch entdeckten Tuberkelbazillus.
216. Was ist hinsichtlich der Widerstandsfähigkeit der Tuberkelbazillen zu bemerken?	**216.** Sie sind sehr widerstandsfähig, namentlich vertragen sie im Auswurf das Austrocknen sehr lange.
217. Welche Hauptformen der Tuberkulose unterscheidet man?	**217.** 1. Die Lungentuberkulose, 2. die Drüsentuberkulose, 3. die Knochen- und Gelenktuberkulose, 4. die Darmtuberkulose, 5. die Nierentuberkulose.
218. Welches ist die Hauptquelle für die Tuberkuloseverbreitung?	**218.** Die Hauptquelle ist der an Lungentuberkulose (offener) leidende Mensch und sein Auswurf.
219. Auf welchen Wegen geschieht die Übertragung der Tuberkulose vom erkrankten Menschen aus?	**219.** Auf dreierlei Wegen: 1. durch Einatmung tuberkelbazillenhaltiger Tröpfchen, 2. durch Berührungen, 3. durch Einatmung tuberkelbazillenhaltiger Stäubchen.
220. Wie gestaltet sich des Näheren die besonders häufige Übertragung der Krankheit durch tuberkelbazillenhlatige Tröpfchen?	**220.** Von den Lungenschwindsüchtigen werden bei Hustenstößen, Niesen und Sprechen kleine Schleimtröpfchen in die Luft geschleudert, die von den in der nächsten Umgebung des Kranken befindlichen Gesunden eingeatmet werden und bei diesen vom Nasenrachenraum oder von den Luftwegen aus in den Körper eindringen können.
221. Wie ist die Übertragung der Krankheit durch Berührungen möglich?	**221.** Die Übertragung der Krankheit durch Berührungen ist dadurch möglich, daß Auswurf und die mit demselben beschmutzten Gegenstände, namentlich Taschentücher, mit den Fingern berührt und letztere dann in den Mund Gesunder geführt werden. Auch die Infektionen durch gemeinsames Eß- und Trinkgeschirr gehören hierher.
222. Für welche Gruppen von Personen ist die Gefahr der Übertragung durch Berührungen besonders groß?	**222.** Für Kinder, die von Taschentüchern, von der Kleidung oder vom Bett des Kranken, von dessen Händen, namentlich (bei unreinlichen Kranken) vom Fußboden Aus-

Frage:	**Antwort:**
	wurfteilchen an die Finger bekommen und dann in den Mund einführen (sog. Schmutz- und Schmierinfektion).
223. Wie gestaltet sich die Übertragung der Krankheit durch tuberkelbazillenhaltige Stäubchen?	**223.** Hat der Auswurf Gelegenheit einzutrocknen, so können mehr oder weniger große Mengen des an Taschentüchern, Kleidern, Betten oder am Boden angetrockneten Auswurfs (bei der Wohnungsreinigung) in die Luft aufgewirbelt und dann in Staubform von Gesunden eingeatmet werden.
224. Wie soll sich der Kranke und seine Umgebung verhalten, damit die von den Hustentröpfchen drohende Infektion nach Möglichkeit verhütet wird?	**224.** 1. Der Kranke soll bei Hustenstößen sich stets auf doppelte Armlänge von den Gesunden (namentlich Kindern) fernhalten, die Hand oder ein Taschentuch (von genügender Größe) vorhalten und den Kopf abwenden.
	2. Angehörige und Pfleger sollen während der Hustenstöße stärkere Annäherungen unterlassen, oder, wenn der Kranke der Hilfe bedarf, von rückwärts an ihn herantreten.
225. Wie soll sich der Kranke verhalten, um Berührungsinfektionen zu verhüten?	**225.** 1. Der Kranke soll seinen Auswurf nie auf den Fußboden, sondern stets in ein Spuckfläschchen oder in einen Spucknapf entleeren;
	2. die Taschentücher, mit denen am Munde haftende Reste des Auswurfs abgewischt werden, oder in die auch gelegentlich größere Mengen des Auswurfs aufgenommen sind, sollen nur kurze Zeit getragen werden und bis zur erfolgten Desinfektion nicht frei umherliegen (am besten Sammeln in einem Wäschebeutel).
	3. Die Kleider sollen da, wo sie mit Auswurf beschmutzt sind, insbesondere an den Tascheneingängen, mit 2%iger Sagrotan- oder 2%iger Sanatollösung abgewaschen werden.
	4. Die Hände des Kranken sind häufig mit Seife zu reinigen und mit 0,5%iger Sagrotan- oder 2%iger Sanatollösung zu waschen.
226. Wie kann der Gefahr der Einatmung tuberkelbazillenhaltigen Staubes vorgebeugt werden?	**226.** Dadurch, daß eine Beschmutzung von Taschentüchern, Kleidern, Betten und des Fußbodens mit Auswurf vermieden, sowie das Antrocknen desselben und das Aufwirbeln von Staub (namentlich beim Reinigen der Kleider, beim Zurechtmachen der Betten und beim Gebrauche des Taschentuches) verhütet wird.

Frage:	**Antwort:**
227. Durch welche Maßnahme können sich Pflegepersonen während des Bettmachens, Umbettens und Säuberns eines Schwindsüchtigen vor einer Infektion durch tuberkelbazillenhaltige Stäubchen und Tröpfchen schützen?	**227.** Dadurch, daß sie sich während dieser Verrichtungen ein Tuch vor Mund und Nase binden.
228. In welch anderer Weise können noch Kinder mit Tuberkulose infiziert werden?	**228.** Durch den Genuß der Milch tuberkulöser Kühe.
229. Wodurch wird die von dem Genuß der Milch drohende Gefahr bekämpft?	**229.** Durch sorgfältiges Abkochen der für Kinder bestimmten Milch.
230. Welche Tiere können, obwohl sie selbst nicht tuberkulös sind, Tuberkelbazillen rein mechanisch weitertragen?	**230.** Die Stubenfliegen.
231. Welches soll deshalb das Losungswort gegen die Fliegen sein?	**231.** Tod den Fliegen!
232. Weshalb müssen die zur Verhütung der Weiterverbreitung der Tuberkulose zu treffenden Maßnahmen mit besonderer Ausdauer durchgeführt werden?	**232.** Weil infolge des langsamen Verlaufs der Krankheit die Gefährdung der gesunden Umgebung sich über mehrere Jahre zu erstrecken pflegt.
233. Was ist hinsichtlich des Krankenzimmers zu beachten?	**233.** Es soll angestrebt werden, daß der Kranke ein besonderes Schlafzimmer, wenigstens aber ein eigenes Bett erhält.
234. Wie läßt sich auch unter ungünstigen Wohnungsverhältnissen eine gewisse Absperrung von dem Kranken herstellen?	**234.** Dadurch, daß ein glatter Bettschirm zwischen den Kranken und die übrigen denselben Raum benutzenden Wohnungsgenossen gestellt wird.
235. Welchen Personen gegenüber ist die Absperrung so streng wie möglich aufrechtzuerhalten?	**235.** Kleinen Kindern gegenüber.
236. Wie muß das Krankenzimmer beschaffen sein und gehalten werden?	**236.** Es soll möglichst hell und sonnig sein, keine unnötigen Ausstattungs- und Gebrauchsgegenstände, namentlich keine staubfangenden Gegenstände wie Tischdecken, Teppiche u. dgl. enthalten. Der Fußboden des Zimmers muß täglich mit einem reinen Scheuertuch feucht aufgewischt werden. Kein Kehren und kein Staubwischen mit trockenem Tuche! Fleißiges Lüften des Zimmers, womöglich auch nachts!

Frage:	Antwort:
237. Welche Gegenstände müssen dem Kranken zur eigenen Benutzung zur Verfügung stehen?	**237.** Der Kranke muß ein eigenes Eß- und Trinkgeschirr und ebenso eigenes Waschgerät und Handtuch benutzen.
238. Wer soll die Reinigung des Trink-, Eß- und Waschgerätes, ebenso die Reinigung der Speigefäße, der Wäsche, Kleidung, des Bettes und der Umgebung des Bettes besorgen?	**238.** Womöglich der Kranke selbst, sonst nur die mit der Pflege des Kranken betrauten und über die Verbreitungsweise der Krankheit genügend unterrichteten Personen.
239. Welche Vorschrift hat der Kranke bezüglich der Benutzung von Büchern und Akten zu beobachten?	**239.** Die Vorschrift, daß das Umblättern mit Fingern, die mit Speichel befeuchtet sind, unbedingt verboten ist; bei Hustenstößen soll er den Kopf vom Buch abwenden.
240. In welchen Fällen soll auf eine strengere Absonderung des Kranken unter Überführung in ein Krankenhaus hingewirkt werden?	**240.** In den Fällen, wo die Durchführung der erforderlichen Vorsichtsmaßregeln auf Schwierigkeiten stößt, wo zahlreiche empfängliche Menschen, besonders Kinder, in der Nähe des Kranken sich aufhalten oder wo der Kranke zu wenig achtsam ist.
241. Welches ist der Erreger der in erster Linie bei ausländischen Nagetieren vorkommenden **Tularämie?**	**241.** Es ist ein sehr kleines, unbewegliches Stäbchen.
242. Wie geschieht die Übertragung der Erreger auf den Menschen?	**242.** 1. Beim Abbalgen und Zerlegen von wilden Kaninchen, Hasen u. dgl.; 2. durch Stiche infizierter Insekten (Pferdefliegen, Zecken).
243. Wo finden sich die Erreger beim erkrankten Menschen?	**243.** Hauptsächlich in dem primären Geschwür und im Blute.
244. Sind zur Verhütung der Weiterverbreitung der Krankheit durch den Menschen besondere Maßnahmen erforderlich?	**244.** Nein.
245. Warum nicht?	**245.** Weil bis jetzt noch keine Übertragung von Mensch zu Mensch beobachtet worden ist.
246. Wodurch wird der **Typhus** hervorgerufen?	**246.** Durch einen lebhaft beweglichen Bazillus, den Typhusbazillus.
247. Worin sind die Typhusbazillen in erster Linie enthalten?	**247.** Sie sind in erster Linie in den Stuhlentleerungen und oft auch im Harn des Kranken enthalten.
248. Wie erfolgt meist die Übertragung des Typhus?	**248.** Sie erfolgt meist dadurch, daß Teile von Stuhlgang oder Harn durch beschmutzte Finger, Nahrungsmittel oder andere Gegenstände in den Mund gesunder Personen gelangen.

Frage:	**Antwort:**
249. In welcher Weise werden oft größere Epidemien von Typhus hervorgerufen?	**249.** Dadurch, daß Trinkwasser oder Milch in Sammelmolkereien mit Typhusbazillen verunreinigt wird.
250. Wie sollen sich die Krankenpfleger mit Bezug auf ihre Hantierungen bzw. die Desinfektion ihrer Hände, die am häufigsten die Übertragung der Krankheit vermitteln, verhalten?	**250.** Entsprechend wie bei der Ruhr (siehe Nr. 190 bis 192). Nur ist beim Typhus noch zu beachten, daß auch der Harn häufig ansteckend ist.
251. Wie ist bezüglich der Aufbewahrung der Nahrungsmittel zu verfahren?	**251.** Sie sind besonders gesichert und fliegendicht aufzubewahren.
252. Wie haben sich Typhuskranke hinsichtlich der Verrichtung ihrer Entleerungen zu verhalten?	**252.** Typhuskranke sollen ein Stechbecken oder ein sonst geeignetes Gefäß benutzen. Wenn Genesende den gemeinsamen Abort benutzen, sollen sie Verunreinigungen des Sitzbrettes und des Fußbodens vermeiden; sie sollen reichlich Klosettpapier benutzen und ihre Hände, wenn möglich, schon vorher, jedenfalls aber nachher mit 0,5 %iger Sagrotan- oder 2 %iger Sanatollösung waschen. Der Abort soll daher gut erleuchtet und reichlich mit Papier versehen sein.
253. Durch welche Personen kann der Typhus in derselben Weise wie durch Kranke übertragen werden?	**253.** Durch Genesende und sog. Dauerausscheider oder durch Bazillenträger.
254. Wie können Dauerausscheider und Bazillenträger nur festgestellt werden?	**254.** Nur durch — gegebenenfalls wiederholte — bakteriologische Untersuchung von Stuhl und Harn.
255. Auf welchen Personenkreis sollen sich daher die bakteriologischen Untersuchungen bei jedem Typhusfall erstrekken?	**255.** Auf alle Wohnungsgenossen des Kranken sowie nach seiner Genesung auf ihn selbst.
256. Was hat mit den festgestellten Dauerausscheidern bzw. Bazillenträgern zu geschehen?	**256.** Sie sind über ihren Zustand eingehend und wiederholt zu belehren und dazu anzuhalten, daß sie sich unmittelbar nach jeder Stuhl- und Urinentleerung die Hände gründlich mit Seife waschen und eigenes Waschgerät (Waschschüssel, Handtuch, Seife, Bürste) benutzen.
257. Wie ist ihre Wäsche zu behandeln?	**257.** Ihre Wäsche muß getrennt von anderer Wäsche behandelt werden.
258. In welchen Berufen und Betrieben dürfen solche Personen nicht tätig sein?	**258.** Sie dürfen nicht als Köchinnen, Melker oder Angestellte in Nahrungsmittelbetrieben, insbesondere Molkereien oder Milchhandlungen tätig sein.

3*

Frage:	Antwort:
259. Was gilt hinsichtlich der Berührung von Leichen Typhuskranker?	**259.** Dasselbe wie für die Berührung des lebenden Kranken.
260. Worüber soll der Desinfektor oder Pfleger die Kranken und ihre Angehörigen eingehend und wiederholt belehren?	**260.** Er soll die Kranken und ihre Angehörigen über die Übertragungsweise des Typhus und die erforderlichen Schutz-, insbesondere die Desinfektionsmaßnahmen eingehend und wiederholt belehren.
261. Welches ist der Erreger der **Weil'schen Krankheit** (in erster Linie eine Krankheit der Ratten?)	**261.** Eine sehr feine Spirochäte, die Spirochaeta icterogenes.
262. Wie erfolgt die Übertragung der Krankheit?	**262.** 1. Meist durch Baden in mit Urin von infizierten Ratten verunreinigten Gewässern; 2. durch das Eindringen der Erreger durch die Haut und die Schleimhäute.
263. Wo finden sich die Erreger beim erkrankten Menschen?	**263.** Hauptsächlich im Blut und im Urin, ferner im Stuhl, Erbrochenem und Auswurf.
264. Welche Maßnahmen sind gegen die Weiterverbreitung der Krankheit erforderlich?	**264.** Abgesehen von einer systematischen Rattenbekämpfung, die Absonderung des Kranken und die Desinfektion seiner Ausscheidungen wie beim Typhus.
265. Wodurch werden die **Wundinfektionskrankheiten**, wie z. B. Furunkel, Zellgewebsentzündungen, Abszesse, Wundrose hervorgerufen?	**265.** Ebenso wie das Kindbettfieber durch Haufen- oder Kettenkokken.
266. Wo finden sich die Erreger hauptsächlich?	**266.** Sie finden sich hauptsächlich in den Eiterherden, bei schwereren Fällen auch in der Blutbahn (Blutvergiftung).
267. Wie erfolgt die Übertragung?	**267.** Die Übertragung erfolgt meist von Person zu Person, oder durch infizierte Sachen oder Geräte, wobei meist unscheinbare Wunden die Eintrittspforte für die Eitererreger bilden.
268. Welche Maßnahmen sind gegen die Verbreitung der Wundinfektionskrankheiten zu beobachten?	**268.** Strenge Desinfektion der mit dem Eiter in Berührung gekommenen Hände und sonstigen Gegenstände, Verbrennen der benutzten Verbandstoffe (s. Desinfektion bei Kindbettfieber).

Seuchengesetze.

Frage:	Antwort:
269. Durch welche Verordnung ist eine reichseinheitliche Regelung der Bekämpfung übertragbarer Krankheiten an Stelle der vielfachen Seuchengesetze in den einzelnen deutschen Ländern erfolgt?	**269.** Durch die Reichsverordnung zur Bekämpfung übertragbarer Krankheiten vom 1. Dezember 1938.

Frage:	Antwort:
270. In welche zwei Gruppen teilt man die übertragbaren, anzeigepflichtigen Krankheiten hinsichtlich der gesetzlich vorgeschriebenen Bekämpfungsmaßregeln ein?	**270.** In die gemeingefährlichen und die übrigen übertragbaren Krankheiten.
271. Welche Krankheiten sind in dem Reichsgesetz betreffend die Bekämpfung gemeingefährlicher Krankheiten vom 30. Juni 1900 (Reichsseuchengesetz) aufgeführt?	**271.** Aussatz, Cholera, Fleckfieber, Gelbfieber, Pest und Pocken.
272. Welche Tierkrankheit, die auch auf Menschen übertragen werden kann, wird durch das Reichsgesetz vom 3. Juli 1934 bekämpft?	**272.** Die Papageienkrankheit.
273. Welche übertragbaren Krankheiten außer den gemeingefährlichen Krankheiten und der Papageienkrankheit sind in der Reichsverordnung vom 1. Dezember 1938 enthalten?	**273.** Die Bang'sche Krankheit, Diphtherie, übertragbare Gehirnentzündung, übertragbare Genickstarre, Keuchhusten, Kindbettfieber, übertragbare Kinderlähmung, Körnerkrankheit, bakterielle Lebensmittelvergiftung, Malaria, Milzbrand, Paratyphus, Rotz, Rückfallfieber, übertragbare Ruhr, Scharlach, Tollwut, Trichinose, Tuberkulose, Tularämie, Typhus und Weil'sche Krankheit.

Tabellarische Übersicht über Anzeigepflicht, Inkubationszeit, Erreger, Übertragungsweise und Eintrittspforten der in der Reichsverordnung vom 1. Dezember 1938 aufgeführten übertragbaren Krankheiten siehe die folgenden Seiten 28/29.

Frage:	Antwort:
274. Wie wird die Weiterverbreitung der Krankheitskeime bei den meisten ansteckenden Krankheiten verhindert?	**274.** Durch die Absonderung des Kranken und die Desinfektion; gegebenenfalls auch durch die Vertilgung des Ungezifers.
275. In welche zwei Hauptteile zerfällt die Desinfektion?	**275.** 1. In die laufende, in der Regel vom Pflegepersonal während der Dauer der Krankheit auszuübende Desinfektion; 2. in die nach erfolgter Genesung des Kranken, nach dessen Tode oder nach dem Verlassen der Wohnung (Überführung in ein Krankenhaus oder Wohnungswechsel) von dem Desinfektor oder dem Pflegepersonal vorzunehmende Schlußdesinfektion.

Tabellarische Übersicht über Anzeigepflicht, Inkubationszeit, Erreger, Über aufgeführten übertr

L fd. Nr.	Krankheit	Anzeigepflicht	Inkubationsze
		I. Die sog. „gemeingefährliche	
1	Aussatz (Lepra)	Erkrankung, Verdacht der Erkrankung und Tod	Mehrere Jahre
2	Cholera	desgl.	1—5 Tage
3	Fleckfieber	desgl.	7—21 Tage
4	Gelbfieber	desgl.	4—6 Tage
5	Pest	desgl.	3—7 Tage
6	Pocken	desgl.	9—14 Tage
7	Papageienkrankheit	desgl.	6—14 Tage
		II. Die übrigen übertragba	
8	Bang'sche Krankheit	Erkrankung und Tod	Wenige Tage
9	Diphtherie	desgl.	2—5 Tage
10	Übertragbare Gehirnentzündg.	desgl.	1 Tag bis 2 Mona
11	Übertragbare Genickstarre . .	desgl.	2—5 Tage
12	Keuchhusten	desgl.	8—14 Tage
13	Kindbettfieber	Erkrankung, Verdacht der Erkrankung und Tod	Einige Stunden 3 Tage
14	Übertragbare Kinderlähmung	desgl.	7—10 Tage
15	Körnerkrankheit	Erkrankung und Tod	8—14 Tage
16	Lebensmittelvergiftung . . . bakterielle	Erkrankung, Verdacht der Erkrankung und Tod	Stunden bis Tag
17	Malaria	Erkrankung und Tod	Verschied., 5—20 T.
18	Milzbrand	Erkrankung, Verdacht der Erkrankung und Tod	Einige Stunden 3 Tage
19	Paratyphus	desgl.	Stunden bis Tag
20	Rotz	desgl.	4—8 Tage
21	Rückfallfieber	Erkrankung und Tod	5—7 Tage
22	Übertragbare Ruhr	Erkrankung, Verdacht der Erkrankung und Tod	2—8 Tage
23	Scharlach	Erkrankung und Tod	2—8 Tage
24	Tollwut	Erkrankung, Verdacht der Erkrankung und Tod	15—60 Tage un mehr
25	Trichinose	Erkrankung und Tod	Verschieden
26	Tuberkulose	Erkrankung, Verdacht der Erkrankung und Tod	Monate
27	Tularämie	desgl.	2—3 Tage
28	Typhus	desgl.	7—21 Tage
29	Weil'sche Krankheit	Erkrankung und Tod	7 Tage

...ungsweise und Eintrittspforten der in der Reichsverordnung vom 1. XII. 1938 ...aren Krankheiten.

ld. Nr.	Erreger	Übertragungsweise	Eintrittspforten
\Krankheiten der Reichsverordnung.			
1	Leprabazillus	Tröpfchen, Kontakt	Atemwege, Haut
2	Cholera vibrio	Wasser, Nahrungsmittel, Kont.	Verdauungswege
3	Ein virusähnl. Kleinlebewesen (Rickettsia Prowazeki)	Kleiderlaus, eingetrockneter Läusekot	Haut, Atemwege
4	Ein Virus	Bestimmte tropische Stechmückenarten	Haut
5	Pestbazillus	Flöhe, Kontakt, Tröpfchen	Haut bzw. Atemwege
6	Ein Virus, die sog. Paschen'schen Körperchen	Tröpfchen, Stäubchen, Kontakt	Atemwege bzw. Haut
7	Ein Virus	Infizierte Papageien und andere Vögel durch Tröpfchen, Stäubchen und Kontakt	Atemwege bzw. Haut
\Krankheiten der Reichsverordnung.			
8	Bangbazillus	Milch, Kontakt	Verdauungswege bzw. Haut
9	Diphtheriebazillus	Tröpfchen, Kontakt	Atemwege, Wunden
10	Ein Virus	desgl.	Atem- u. Verdauungswege
11	Mennigokokkus	desgl.	Atemwege
12	Keuchhustenbazillus	desgl.	Atemwege
13	Ketten- und Haufenkokken	Kontakt	Gebärmutter
14	Ein Virus	Tröpfchen, Kontakt	Atem- u. Verdauungswege
15	Ein Virus?	Direkter und indirekter Kontakt (Fliegen)	Bindehaut des Auges
16	Enteritis- und Botulismusbazillen	Nahrungsmittel	Verdauungswege
17	Plasmodien	Anophelesmücke	Haut
18	Milzbrandbazillen und Milzbrandsporen	Kontakt, Staub, selten infiziertes Fleisch	Haut, Atemwege, selten Verdauungswege
19	Paratyphusbazillen	Nahrungsmittel	Verdauungswege
20	Rotzbazillus	Kontakt, Tröpfchen	Haut, Schleimhaut, Atemwege
21	Eine Spirochäte (Spirochaeta Obermeieri)	Läuse, seltener Wanzen	Haut
22	Ruhrbazillen	Nahrungsmittel, direkter und indirekter Kontakt (Fliegen)	Verdauungswege
23	Scharlachstreptokokken?	Kontakt, Tröpfchen	Atemwege
24	Ein Virus	Biß tollwütiger Tiere	Haut
25	Trichine (ein kleiner Wurm)	Schweinefleisch	Verdauungswege
26	Tuberkelbazillus	Tröpfchen, Stäubchen, Kontakt, Milch tuberkulöser Kühe	Atem- u. Verdauungswege
27	Tularämiebazillus	Insektenstiche, Kontakt beim Abhäuten infizierter wilder Kaninchen und Hasen	Haut, Verdauungswege
28	Typhusbazillus	Kontakt, Nahrungsmittel, insbes. Milch und Wasser	Verdauungswege
29	Eine Spirochäte (Spirochaeta icterogenes)	Ratten bzw. Wasser	Verdauungswege, Haut

B. Spezieller Teil.

I. Erläuterungen einiger rechnerischer Vorbegriffe.

Frage:	Antwort:
276. Was versteht man unter einer wässerigen Lösung?	**276.** Eine wässerige Flüssigkeit, in der ein fester Körper, eine andere Flüssigkeit oder ein Gas vollkommen aufgelöst ist.
277. Wie wird der Gehalt einer Lösung angegeben?	**277.** In Prozenten (%).
278. Was heißt Prozent (%)?	**278.** Vom Hundert.
279. Was versteht man beispielsweise unter einer einprozentigen (1%igen) wässerigen Karbolsäurelösung?	**279.** Eine wässerige Flüssigkeit, welche in 100 Teilen 1 Teil Karbolsäure enthält.
280. Was heißt Promille?	**280.** Vom Tausend.
281. Was versteht man beispielsweise unter einer einpromilligen ($1^0/_{00}$igen) wässerigen Sublimatlösung?	**281.** Eine wässerige Flüssigkeit, die in 1000 Teilen 1 Teil Sublimat enthält.
282. Welcher Raumgröße entspricht 1 Kubikzentimeter (ccm)?	**282.** Einem Würfel von 1 Zentimeter (cm) Höhe, 1 cm Breite und 1 cm Tiefe.
283. Welchem Gewicht entspricht 1 ccm Wasser?	**283.** Einem Gramm (g).
284. Wieviel Kubikzentimeter enthält 1 Liter (l)?	**284.** 1000 ccm.
285. Welchem Gewicht entspricht 1 l Wasser?	**285.** 1000 g oder 1 Kilogramm (kg).
286. Welcher Raumgröße entspricht 1 Kubikmeter (cbm)?	**286.** Einem Würfel von 1 Meter (m) Höhe, 1 m Breite und 1 m Tiefe.
287. Wieviel Liter enthält 1 cbm?	**287.** 1000 Liter.
288. Wie wird der Inhalt eines Raumes angegeben?	**288.** In Kubikmetern.
289. Wie ermittelt man den Inhalt eines Raumes?	**289.** Dadurch, daß man die Länge, Breite und Höhe eines Raumes in Metern miteinander vervielfältigt.

II. Desinfektionsmittel und ihre Anwendung im allgemeinen.

Frage:	Antwort:
290. Welches sind die gebräuchlichsten Desinfektionsmittel?	**290.** Die **Hitze** und mehrere **chemische Mittel.**

1. Die Hitze.

291. In welcher Form wendet man die **Hitze** an?	**291.** 1. Als heißen Wasserdampf; 2. als siedendes Wasser; 3. als Verbrennung im offenen Feuer; 4. als trockene Hitze.
292. Welche Temperatur hat das siedende **Wasser**?	**292.** 100° Celsius (C) oder 80° Reaumur (R).
293. Welche Temperatur muß der zur Desinfektion verwendete Wasserdampf haben?	**293.** Mindestens die Temperatur des siedenden Wassers.

a) Heißer Wasserdampf.

294. Wie geschieht die Desinfektion mit heißem Wasserdampf?	**294.** In einem Dampfdesinfektionsapparat einer Dampfdesinfektionsanstalt.
295. Welche Gegenstände können im Dampf desinfiziert werden?	**295.** Nicht waschbare Kleidungsstücke, Federbetten, Strohsäcke, wollene Decken, Matratzen ohne Holzrahmen, Bettvorleger, Gardinen, Teppiche, Tischdecken, reine oder nur wenig beschmutzte Wäsche u. dgl.
296. Welche Gegenstände dürfen nicht im Dampf desinfiziert werden?	**296.** Geleimte und furnierte Möbel, Hüte, Hutfedern, Pelz-, Leder- und Gummisachen, in Leder gebundene Bücher, Sammet und Plüsch, wertvolle Kleider, gestickte Uniformen und stark beschmutzte Wäsche, namentlich, wenn sie mit Arzneimitteln, Blut, Eiter oder Kot befleckt ist.
297. Warum darf grob besudelte, mit Blut, Eiter oder Kot beschmutzte Wäsche nicht im Dampf desinfiziert werden?	**297.** Weil die Flecken im Dampf „einbrennen".
298. Warum ist der heiße Wasserdampf ein sehr brauchbares Desinfektionsmittel?	**298.** Weil er bei hinreichend langer Einwirkung alle Krankheitskeime sicher vernichtet und auch in die Tiefe der Gegenstände wirkt.

b) Siedendes Wasser.

299. Welches ist die 2. Art der Desinfektion durch Hitze?	**299.** Die Desinfektion durch siedendes Wasser.
300. Wie lange müssen die Gegenstände der Siedehitze ausgesetzt werden?	**300.** Wenigstens eine Viertelstunde.

Frage:	**Antwort:**
301. Worauf ist bei der Desinfektion durch siedendes Wasser zu achten?	**301.** Daß das Wasser während der Desinfektionsdauer beständig im Sieden erhalten wird, und daß die Gegenstände vollständig von siedendem Wasser bedeckt werden.
302. Welche Gegenstände eignen sich zur Desinfektion mit siedendem Wasser?	**302.** Waschbare Kleidungsstücke, Leib- und Bettwäsche, wenn sie nicht stark beschmutzt ist, ferner Geräte aus Glas, Porzellan, Steingut, Metall u. dgl.
303. Wie verfährt man bei der Desinfektion von Glas, Porzellan, Steingut u. dgl.?	**303.** Man legt diese Gegenstände in das kalte oder lauwarme Wasser hinein und erhitzt erst dann zum Sieden.
304. Welcher Zusatz zu dem Wasser ist dabei zu empfehlen?	**304.** Ein Sodazusatz von 2%.

c) Verbrennung.

305. Welches ist die 3. Art der Desinfektion durch Hitze?	**305. Die Desinfektion durch Verbrennung.**
306. Was wird verbrannt?	**306.** Wertlose, leicht brennbare Gegenstände, wie gebrauchte Verbandgegenstände, Speisereste, Bettstroh, Seegras, Spucknäpfe aus Pappe, Papiertaschentücher, billiges Spielzeug, Kehricht u. dgl.
307. Wo werden diese Gegenstände verbrannt?	**307.** Im Ofen des Krankenzimmers selbst.

d) Trockene Hitze.

308. Welche 4. Art der Desinfektion durch Hitze kommt in Betracht?	**308.** Die Desinfektion durch trockene Hitze, d. i. durch heiße Luft.
309. Wie geschieht zweckmäßig die Desinfektion mit trockener Hitze?	**309.** In einem Kasten aus Eisenblech mit Doppelwandung von etwa 1 cbm Inhalt (sog. Trockenschrank), der mittels eines Gasbrenners und Regulators auf einer Temperatur von 75 bis 85° C gehalten wird.
310. Welche Gegenstände können auf diese Weise desinfiziert werden?	**310.** Bücher, Ledertaschen, Pelze, wertvolle Kleider, Uniformen u. dgl., welche im Dampfapparat nicht desinfiziert werden dürfen.
311. Wie lange muß die trockene Hitze von 75 bis 85° C auf die Gegenstände einwirken?	**311.** 48 Stunden.
312. Wozu läßt sich die trockene Hitze noch mit Vorteil verwenden?	**312.** Zur Entlausung und Desinfektion der für die Dampfdesinfektion nicht geeigneten Gegenstände (s. Nr. 765 bis 771 u. Nr. 785 bis 789).

2. Chemische Mittel.

313. Welches sind die am häufigsten zur Desinfektion verwendeten **chemischen Mittel?**	**313.** a) Kresol-Seifenpräparate: 1. Kresolseifenlösung, 2. Alkalysol.

Frage:	**Antwort:**

Antwort:

b) Chlorkresol-Seifenpräparate:
  1. Sagrotan,
  2. Lavasteril,
  3. Baktol.
c) Seifenfreie Präparate:
  1. Sanatol,
  2. Liquor Cresoli Grünau,
  3. Lysol seifenfrei,
  4. Pangrol,
  5. Sagrotan seifenfrei,
  6. Aquazid.
d) Karbolsäure.
e) Ätzkalk.
f) Chlorpräparate:
  1. Chlorkalk,
  2. Chloramin (Rohchloramin u. Sputamin).
g) Formaldehyd.

a) Kresol-Seifenpräparate.

1. Kresolseifenlösung[1]).

314. Was ist Kresol und wie riecht es?

314. Es ist ein Erzeugnis aus dem Steinkohlenteer und riecht nach Teer.

315. Was ist Kresolseifenlösung (Liquor Cresoli saponatus des „Deutschen Arzneibuchs")?

315. Ein Gemisch von Rohkresol mit Kaliseife zu gleichen Teilen.

316. In welcher Weise wird die Kresolseifenlösung zur Desinfektion verwendet?

316. In 5%iger Lösung, auch verdünntes Kresolwasser genannt.

317. Wie stellt man aus Kresolseifenlösung eine 5%ige Kresolseifenlösung her?

317. Indem man 50 ccm Kresolseifenlösung mit Wasser zu 1 l Desinfektionsflüssigkeit auffüllt und gut durchmischt.

318. Wie kann man sonst noch eine 5%ige Kresolseifenlösung herstellen?

318. Indem man aus der Apotheke bezogenes sog. Kresolwasser (Aqua cresolica des Deutschen Arzneibuchs) mit gleichen Teilen Wasser versetzt.

319. Worauf ist bei der Bereitung dieser Lösungen besonders zu achten?

319. Darauf, daß die Lösungen längere Zeit und kräftig geschüttelt bzw. durchgerührt werden.

320. Was kann mit einer 5%igen Kresolseifenlösung desinfiziert werden?

320. 1. Waschbare Kleidungsstücke, Bettbezüge und Wäschestücke, namentlich solche, welche mit Blut, Eiter, Kot oder dgl. beschmutzt sind, zur Reinigung benutzte Tücher und Bürsten, ferner Pelz-, Leder- und Gummisachen.

---

[1]) Als seifenfreie, kresolhaltige Austauschmittel können Liquor Cresoli Grünau der Chemischen Fabrik Berlin-Grünau und Lysol seifenfrei der Firma Schülke & Mayr A.-G., Hamburg, verwendet werden (siehe S. 37 u. 38 dieses Leitfadens).

<table>
<tr><td>Frage:</td><td>Antwort:</td></tr>
<tr><td></td><td>2. Fußböden, Wände, Türen, Möbel, Metallteile an denselben, Aborte, Krankenwagen usw.;</td></tr>
<tr><td></td><td>3. die Ausleerungen und Absonderungen des Kranken in Nachtgeschirren, Stechbecken, Speigläsern u. dgl. (Stuhlgang, Urin, Erbrochenes, Blut, Eiter, Auswurf, Nasenschleim u. dgl.);</td></tr>
<tr><td></td><td>4. Hände und sonstige Körperteile.</td></tr>
<tr><td>321. Bei welcher Krankheit wird eine 5%ige Kresolseifenlösung nicht verwendet?</td><td>321. Bei der Lungenschwindsucht.</td></tr>
<tr><td>322. Warum nicht?</td><td>322. Die Wirksamkeit der 5%igen Kresolseifenlösung ist hier zu gering.</td></tr>
<tr><td>323. Ist die 5%ige Kresolseifenlösung auch zu Entlausungszwecken geeignet?</td><td>323. Ja.</td></tr>
</table>

2. Alkalysol[1]).

<table>
<tr><td>324. Was ist Alkalysol und wie riecht es?</td><td>324. Es ist ein seifenhaltiges Kresolpräparat mit einem bestimmten Gehalt an freiem Alkali, das den Kresolgeruch besitzt</td></tr>
<tr><td>325. Bei welcher Krankheit wird das Alkalysol zweckmäßig verwendet?</td><td>325. Bei der Lungenschwindsucht.</td></tr>
<tr><td>326. In welcher Stärke wird das Alkalysol zur Desinfektion von tuberkulösem Auswurf und in welcher Stärke zur Desinfektion der Wäsche der Schwindsüchtigen benutzt?</td><td>326. In 5%iger bzw. 2%iger Lösung.</td></tr>
</table>

b) Chlorkresol-Seifenpräparate.

1. Sagrotan[2]).

<table>
<tr><td>327. Was ist Sagrotan und wie riecht es?</td><td>237. Es ist eine seifenhaltige Lösung von Chlorkresol und Chlorxylenol und hat einen angenehmen Geruch.</td></tr>
<tr><td>328. In welcher Stärke wird das Sagrotan verwendet?</td><td>238. In 0,5%iger und 2%iger Lösung.</td></tr>
<tr><td>329. An Stelle welcher anderen Desinfektionslösung kann es vielfach verwendet werden?</td><td>329. An Stelle einer 5%igen Kresolseifenlösung.</td></tr>
</table>

[1]) Alkalysol wird von der Firma Schülke & Mayr A.-G., Hamburg, hergestellt. An Stelle des Alkalysols kann auch T.B.-Bacillol verwendet werden. T.B.-Bacillol wird von der Bacillol-Fabrik Dr. Bode & Co., Hamburg-Stellingen, hergestellt.
[2]) Sagrotan wird ebenfalls von der Firma Schülke & Mayr A.-G. Hamburg, hergestellt.

Frage:	**Antwort:**

330. Wozu eignet sich eine 0,5%ige Sagrotanlösung besonders?

330. Zur Desinfektion der Hände und sonstigen Körperteile.

331. Was kann mit einer 2%igen Sagrotanlösung (bei 2stündiger Einwirkungszeit) desinfiziert werden?

331. 1. Waschbare Kleidungsstücke, Bettbezüge und Wäschestücke, namentlich solche, welche mit Blut, Eiter, Kot u. dgl. beschmutzt sind, zur Reingung benutzte Tücher;

2. nicht waschbare Kleidungsstücke, Betten, wollene Decken, Matratzen, Bettvorleger, Strohsäcke u. dgl. Gegenstände;

3. Pelz-, Leder- und Gummisachen, Sammet-, Plüsch- und Stoffbezüge;

4. Fußböden, Wände, Türen, Möbel, Metallteile an denselben, Aborte, Krankenwagen, Badewannen, Waschbecken u. dgl.;

5. Eß- und Trinkgerät wie Messer, Gabeln und Löffel, namentlich solches, welches das Auskochen nicht verträgt, Bürsten u. dgl. (nachheriges Abspülen in Wasser und Trocknen dieser Geräte);

6. die Ausleerungen und Absonderungen des Kranken in Nachtgeschirren, Stechbecken, Speigläsern u. dgl. (Stuhlgang, Urin, Erbrochenes, Blut, Eiter, Auswurf, Nasenschleim u. dgl.).

332. Warum empfiehlt es sich in der Regel nicht, Stuhlgang, Urin und Erbrochenes mit 2%iger Sagrotanlösung zu desinfizieren?

332. Weil in der Kalkmilch und Chlorkalkmilch viel billigere und ebenso wirksame Desinfektionsflüssigkeiten zur Verfügung stehen.

333. Kann auch die Wäsche von Tuberkulösen und tuberkulöser Auswurf mit 2%iger Sagrotanlösung desinfiziert werden?

333. Nur die Wäsche von Tuberkulösen bei wenigstens 4stündiger Einwirkungszeit, tuberkulöser Auswurf dagegen nicht.

334. Ist die 2%ige Sagrotanlösung auch zu Entlausungszwecken geeignet?

334. Nein.

2. Lavasteril[1]).

335. Was ist Lavasteril und wie riecht es?

335. Es ist ein ungiftiges, angenehm riechendes Präparat, in dem Chlorkresol und Chlorthymol in einer flüssigen Seife gelöst sind.

336. In welcher Stärke wird Lavasteril verwendet?

336. In 0,5%iger und 2%iger Lösung.

---

[1]) Lavasteril wird von der Gesellschaft für pharmazeutische Produkte G. m. b. H., „Lavasteril" in München hergestellt.

Frage:	**Antwort:**
337. An Stelle welcher anderen desinfizierenden Lösung kann eine 2%ige Lavasterillösung verwendet werden?	**337.** Ebenso wie die 2%ige Sagrotanlösung an Stelle einer 5%igen Kresolseifenlösung.
338. Wozu eignen sich die 0,5%ige und 2%ige Lavasterillösung?	**338.** Zu denselben Zwecken wie die Sagrotanlösungen (siehe Nr. 327 bis 334).
339. Ist die 2%ige Lavasterillösung auch zur Entlausung geeignet?	**339.** Nein, ebensowenig wie die 2%ige Sagrotanlösung.

3. Baktol[1]).

340. Was ist Baktol und wie riecht es?	**340.** Baktol ist eine gelbliche seifenhaltige Flüssigkeit, in der Chlorkresol gelöst ist, die angenehm riecht.
341. In welcher Stärke wird Baktol verwendet?	**341.** In 0,5%iger und 2%iger Lösung.
342. An Stelle welcher anderen desinfizierenden Lösung kann eine 2%ige Baktollösung verwendet werden?	**342.** Ebenso wie die 2%ige Sagrotanlösung an Stelle einer 5%igen Kresolseifenlösung.
343. Wozu eignen sich die 0,5%ige und 2%ige Baktollösung?	**343.** Zu denselben Zwecken wie die Sagrotanlösungen (siehe Nr. 327 bis 334).
344. Ist die 2%ige Baktollösung auch zur Entlausung geeignet?	**344.** Nein, ebensowenig wie die 2%ige Sagrotanlösung.

c) Seifenfreie Präparate.
(Austauschmittel der unter II 2a und II 2b aufgeführten Präparate.)

1. Sanatol[2]).

345. Was ist Sanatol und wie riecht es?	**345.** Es ist eine braune Flüssigkeit von nicht genau bekanntgegebener Zusammensetzung, die schwach nach Kresol und Ammoniak riecht.
346. In welcher Stärke wird das Sanatol verwendet?	**346.** In einer 2%igen Lösung.
347. Worauf ist bei der Bereitung der Sanatollösung zu achten?	**347.** Das Wasser muß bei der Bereitung der Lösung unter gutem Umrühren zu der abgemessenen Menge des Mittels zugesetzt werden, nicht in umgekehrter Reihenfolge.
348. Was kann mit einer 2%igen Sanatollösung (bei 2stündiger Einwirkungszeit) desinfiziert werden?	**348.** 1. Waschbare Kleidungsstücke, Leib- und Bettwäsche, Taschentücher, Hand- tücher u. dgl., Kämme und Bürsten;

---

[1]) Baktol wird von der Bacillol-Fabrik Dr. Bode & Co. in Hamburg-Stellingen hergestellt.
[2]) Sanatol wird von der Sanatol-G. m. b. H., Berlin N 4, Elsässer Str. 26, hergestellt.

Frage:	**Antwort:**
	2. nicht waschbare Kleidungsstücke, Betten, wollene Decken, Matratzen, Bettvorleger, Strohsäcke u. dgl. Gegenstände;
	3. Pelz-, Leder- und Gummisachen, Sammet-, Plüsch- und Stoffbezüge;
	4. Fußböden, Scheuerleisten, Wände, Türen, Möbel, Aborte, Krankenwagen, Waschbecken u. dgl.;
	5. Ausleerungen und Absonderungen des Kranken in Nachtgeschirren, Stechbecken, Speigläsern u. dgl. (Stuhlgang, Urin, Erbrochenes, Blut, Eiter, Auswurf, Nasenschleim u. dgl.);
	6. Gebrauchsgegenstände aus Metall, wie Messer, Gabeln, Löffel und rostgeschützte ärztliche Instrumente;
	7. Hände und sonstige Körperteile (Einwirkungszeit: 5 Minuten).
349. Kann auch Wäsche von Tuberkulösen und tuberkulöser Auswurf mit 2%iger Sanatollösung desinfiziert werden?	**349.** Nur die Wäsche von Tuberkulösen bei 6stündiger Einwirkungszeit; tuberkulöser Auswurf dagegen nicht.
350. Was hat mit metallenen Gegenständen nach der Desinfektion mit 2%iger Sanatollösung noch zu geschehen?	**350.** Sie sind mit Wasser gründlich abzuspülen und abzutrocknen.
351. Ist Sanatol auch zur Entlausung geeignet?	**351.** Nein, dafür ist es ungeeignet.

2. Liquor Cresoli „Grünau"[1]).

352. Was ist Liquor Cresoli „Grünau" und wie riecht es?	**352.** Liquor Cresoli „Grünau" ist ein Kresolpräparat, in dem Rohkresol und an Stelle der Seife ein Emulgator als Lösungsmittel zu gleichen Teilen enthalten sind. Es besitzt den bekannten Kresolgeruch.
353. In welcher Stärke wird der Liquor Cresoli „Grünau" zur Desinfektion verwendet?	**353.** Ebenso wie die Kresolseifenlösung in 5%iger Lösung[2]).
354. Was kann mit der 5%igen Lösung des Liquor Cresoli „Grünau" (bei 2stündiger Einwirkungszeit) desinfiziert werden?	**354.** Dieselben Gegenstände wie mit einer 5%igen Kresolseifenlösung (siehe Nr. 320 bis 322).
355. Wozu eignet sich diese Lösung wegen des starken Kresolgeruches weniger?	**355.** Zur Desinfektion der Hände und sonstigen Körperteile.

[1]) Liquor Cresoli „Grünau" wird von der Chemischen Fabrik Grünau, Berlin-Grünau, hergestellt.

[2]) Ich habe die 5%ige Lösung an Stelle der empfohlenen 3—5%igen Lösungen beibehalten, weil der Gehalt an Rohkresol, auf den es in erster Linie ankommt, in dem Liquor Cresoli Grünau der gleiche ist wie in der Kresolseifenlösung (Liquor Cresoli saponatus), die sich als 5%ige Kresolseifenlösung bewährt hat und weil ferner ein unterschiedlicher Prozentgehalt die Anwendungsvorschrift in nachteiliger Weise komplizieren würde.

Frage:	**Antwort:**
356. Eignet sich die 5%ige Lösung von Liquor Cresoli „Grünau" auch zu Entlausungszwecken?	**356.** Ja.

3. Lysol seifenfrei[1].

357. Was ist hinsichtlich der Zusammensetzung und der Anwendung des Lysols seifenfrei zu bemerken?	**357.** Dasselbe wie bezüglich des Liquor Cresoli „Grünau" (siehe Nr. 352 bis Nr. 356).
358. In welcher Stärke wird es demnach verwendet?	**358.** In 5%iger Lösung.
359. Welchen Nachteil hat das Lysol seifenfrei mit dem Liquor Cresoli „Grünau" gemeinsam?	**359.** Den Nachteil des starken Kresolgeruches.

4. Pangrol[2].

360. Was ist Pangrol und wie riecht es?	**360.** Es ist Chlorkresol und Chlorxylenol, die an Stelle der Seife durch einen Emulgator in Lösung gehalten werden. Es besitzt einen schwachen Kresolgeruch, der durch Parfümierung überdeckt ist.
361. In welcher Stärke wird das Pangrol verwendet?	**361.** In 2%iger Lösung.
362. Was kann mit einer 2%igen Pangrollösung (bei 2-stündiger Einwirkungszeit) desinfiziert werden?	**362.** 1. Waschbare Kleidungsstücke und Wäsche von nicht tuberkulösen Personen, Kämme und Bürsten; 2. Fußböden, Wände, Türen, Möbel, Aborte, Krankenwagen, Stechbecken, Nachtgeschirre, Waschbecken usw.; 3. Hände und sonstige Körperteile (Einwirkungszeit: 5 Minuten).
363. Welche Gegenstände eignen sich nicht zur Desinfektion mit Pangrollösung?	**363.** Eiserne Gebrauchsgegenstände, wie Messer, Gabeln, Löffel u. dgl. und nicht rostgeschützte ärztliche Instrumente.
364. Ist Pangrol auch zur Entlausung geeignet?	**364.** Nein.

5. Sagrotan seifenfrei[3].

365. Was ist Sagrotan seifenfrei und wie riecht es?	**365.** Es ist ein Präparat von ganz ähnlicher Zusammensetzung wie Pangrol (siehe Nr. 360) und hat ebenfalls einen nur schwachen, durch Parfümierung überdeckten Kresolgeruch.
366. In welcher Stärke wird das Sagrotan seifenfrei verwendet?	**366.** In einer 2%igen Lösung.

---

[1] Lysol seifenfrei wird von der Firma Schülke & Mayr A.-G., Hamburg, hergestellt.
[2] Pangrol wird von der Chemischen Fabrik Grünau A.-G. in Berlin-Grünau hergestellt.
[3] Sagrotan seifenfrei wird von der Firma Schülke & Mayr A.-G. in Hamburg hergestellt.

Frage:	**Antwort:**
367. Was kann mit einer 2%igen Lösung von Sagrotan seifenfrei (bei 2stündiger Einwirkungszeit) desinfiziert werden?	**367.** Dieselben Gegenstände wie mit einer 2%igen Pangrollösung (siehe Nr. 362).
368. Ist die Lösung von Sagrotan seifenfrei auch zur Entlausung geeignet?	**368.** Nein.

6. Aquazid [1]).

369. Was ist Aquazid und wie riecht es?	**369.** Aquazid ist eine rote Flüssigkeit von Tonerde-Rhodan, die nur einen schwachen Geruch besitzt.
370. In welcher Stärke wird das Aquazid verwendet?	**370.** In 2%iger Lösung.
371. Was kann mit einer 2%igen Aquazidlösung (bei 2stündiger Einwirkungszeit) desinfiziert werden?	**371.** 1. Waschbare Kleidungsstücke, Bettbezüge und Wäschestücke, namentlich solche, welche mit Blut, Eiter, Kot oder dgl. beschmutzt sind, Kämme und Bürsten; 2. Fußböden, Wände, Türen, Möbel, Aborte, Krankenwagen, Stechbecken, Nachtgeschirre, Waschbecken usw.; 3. Hände [2]) und sonstige Körperteile (Einwirkungszeit: 5 Minuten).
372. Kann auch die Wäsche von Tuberkulösen mit Aquazidlösung desinfiziert werden?	**372.** Ja, aber nur mit einer 4%igen Aquazidlösung bei 12stündiger Einwirkungszeit.
373. Kann auch tuberkulöser Auswurf mit 4%iger Aquazidlösung desinfiziert werden?	**373.** Nein. Dazu ist sie nicht wirksam genug.
374. Welche Gegenstände eignen sich nicht zur Desinfektion mit Aquazidlösung?	**374.** Gegenstände aus blankem Metall, wie Messer, Gabeln, Löffel und ärztliche Instrumente.
375. Warum nicht?	**375.** Weil Aquazid metallangreifende Eigenschaften besitzt.
376. Ist das Aquazid auch zur Entlausung geeignet?	**376.** Nein.
377. Was ist hinsichtlich der Haltbarkeit des Aquazids zu beachten?	**377.** Daß das Aquazid nur eine beschränkte Haltbarkeit (5 bis 8 Monate) besitzt.

---

[1]) Aquazid wird von der Weidnerit K.-G. in Berlin SW 68, Alexandrinenstraße 26, hergestellt. Das neuerdings von derselben Firma herausgebrachte Aquazid-Pulver scheint in einer 0,5 %igen Lösung für eine noch vielseitigere Verwendung geeignet zu sein.

[2]) Noch besser als das Aquazid eignet sich das Rhodocrema derselben Firma zur Händedesinfektion. Es ist eine mit Pflanzenschleim versetzte Aquazidlösung und eignet sich vorwiegend zur chirurgischen Händedesinfektion, insbesondere zur Sterilhaltung des Handschuhsaftes. Das Rhodocrema ist fast geruchlos. Es müssen mindestens 3 ccm unverdünnt unter sorgfältiger Berücksichtigung der Nagelfalze 3 Minuten lang kräftig eingerieben werden.

d) Karbolsäure.

Frage:	**Antwort:**
378. Was ist Karbolsäure?	**378.** Ebenfalls wie das Kresol ein Erzeugnis aus dem Steinkohlenteer, das stärker giftig ist und nach Teer riecht.
379. In welcher Stärke wird die Karbolsäure zur Desinfektion verwendet und in welcher Stärke zur Entlausung?	**379.** In 3%iger Lösung zur Desinfektion und in 5%iger Lösung zur Entlausung.
380. Wie wird 3%ige Karbolsäurelösung hergestellt?	**380.** 30 ccm sog. verflüssigte, aus der Apotheke zu beziehende Karbolsäure werden mit Wasser zu 1 l Desinfektionsflüssigkeit aufgefüllt und gut durchgemischt.
381. Was kann mit 3%iger Karbolsäurelösung desinfiziert werden?	**381.** 1. Waschbare Kleidungsstücke, Bett- und Leibwäsche, zur Reinigung benutzte Tücher und Bürsten, ferner Pelz-, Leder- und Gummisachen; 2. Fußböden, Wände, Türen, Möbel, Metallteile an denselben, Aborte, Krankenwagen usw.; 3. die Ausleerungen und Absonderungen des Kranken in Nachtgeschirren, Stechbecken, Speigläsern u. dgl (Stuhlgang, Urin, Erbrochenes, Blut, Eiter, Auswurf, Nasenschleim u. dgl.).

e) Ätzkalk.

382 Wie wird Kalkmilch (20%ige) bereitet?	**382.** Frisch gebrannter Kalk (sog. Fettkalk) wird unzerkleinert in ein geräumiges Gefäß gelegt und mit etwa der halben Menge Wasser gleichmäßig besprengt, worauf er zu Kalkpulver zerfällt. Alsdann werden zu je 1 l Kalkpulver allmählich unter stetem Umrühren 3 l Wasser hinzugesetzt.
383. Wie kann man auf noch einfachere Weise Kalkmilch bereiten?	**383.** Durch Anrühren von je 1 l gelöschten Kalkes aus einer Kalkgrube mit 3 l Wasser.
384. Worauf ist bei der Verwendung von gelöschtem Kalk aus einer Kalkgrube zu achten?	**384.** Daß die obersten durch den Einfluß der Luft veränderten Kalkschichten nicht benutzt werden.
385. Was ist bezüglich der Wirksamkeit der Kalkmilch zu beachten?	**385.** Die Kalkmilch hat, frisch zubereitet, ihre größte Wirksamkeit. An der Luft büßt die Kalkmilch aber bald ihre Wirksamkeit ein.
386. Wie ist deshalb zu verfahren, wenn die Kalkmilch nicht unmittelbar vor ihrer Verwendung zubereitet werden kann?	**386.** Die Kalkmilch muß in einem wohlverschlossenen Gefäße aufbewahrt und vor dem Gebrauche tüchtig geschüttelt werden.

Frage:	**Antwort:**
387. Was kann mit Kalkmilch desinfiziert werden?	**387.** 1. Wände, die schon vorher einen Kalkanstrich hatten, Fußböden aus Lehmschlag und Steinfußböden; 2. Stuhlentleerungen, Urin und Erbrochenes, Abtritte, Abortgruben, Düngerstätten, Schmutzwässer, Rinnsteine und Kanäle.
388. Wodurch kann man das Anhaften des Kalkanstriches an der Wand erhöhen?	**388.** Durch Zusatz von grüner Seife (etwa 1 Eßlöffel grüne Seife auf 5 Liter Kalkmilch).

f) Chlorpräparate.

1. Chlorkalk.

389. Was ist Chlorkalk?	**389.** Ein stark nach Chlor riechendes weißes Pulver.
390. Worauf ist bei Verwendung des Chlorkalkes besonders zu achten?	**390.** Daß er frisch ist und noch seinen stechenden Chlorgeruch besitzt.
391. Wie verhindert man die Verdunstung des wirksamen Chlorgases aus dem Chlorkalk?	**391.** Durch Aufbewahrung des Chlorkalkes in einem wohlverschlossenen Gefäße und im Dunkeln, am besten in Tonkruken.
392. In welcher Form wird der Chlorkalk zu Desinfektionszwecken verwendet?	**392.** Entweder als Chlorkalkpulver selbst oder als Chlorkalkmilch.
393. Wie wird Chlorkalkmilch bereitet?	**393.** Es werden zu je 1 l Chlorkalk allmählich unter stetem Rühren 5 l Wasser hinzugesetzt.
394. Was ist hinsichtlich der Verwendbarkeit der Chlorkalkmilch zu beachten?	**394.** Daß sie jedesmal vor dem Gebrauche frisch bereitet wird.
395. Was kann mit Chlorkalkmilch desinfiziert werden?	**395.** Schmutz- und Badewässer, Düngerstätten, Rinnsteine und Kanäle.
396. Was ist bei Verwendung der Chlorkalkmilch zur Desinfektion von Badewässern zu beachten?	**396.** Daß die Chlorkalkmilch mit Rücksicht auf Ventile und Abflußrohre der Badewannen durch Absetzen oder Abseihen geklärt ist.

2. Chloramin (Rohchloramin und Sputamin).

397. Was ist Chloramin?[1])	**397.** Chloramin ist ein weißes, kristallinisches, fast geruchloses, in Wasser leicht lösliches Pulver mit einem Gehalt von etwa 25% wirksamem Chlor.
398. Was ist Rohchloramin?[1])	**398.** Es ist ein Präparat mit 80% Reinchloramin, das geringe unschädliche und unlösliche Beimengungen enthält.

---

[1]) Chloramin, Rohchloramin und Sputamin werden von der Firma von Heyden in Radebeul-Dresden hergestellt. Die Chloramin-Präparate anderer Firmen sind ebenfalls zur Desinfektion von tuberkulösem Auswurf zugelassen, wenn sie einen Mindestgehalt von 22% an aktivem Chlor enthalten.

Frage:	Antwort:
399. Was ist Sputamin?[1])	**399.** Sputamin ist ein gelbes Pulver, das zu etwa 80% aus Chloramin besteht.
400. Bei welcher Krankheit empfiehlt sich die Anwendung des Rohchloramins bzw. Sputamins besonders?	**400.** Bei der Lungenschwindsucht.
401. In welcher Stärke wird das Rohchloramin bzw. Sputamin zur Desinfektion von tuberkulösem Auswurf und in welcher Stärke zur Desinfektion der Wäsche der Schwindsüchtigen benutzt?	**401.** In 6%iger bzw. 2%iger Lösung.
402. Bei welchen anderen Krankheiten wird das Rohchloramin noch zweckmäßig verwendet?	**402.** Bei Typhus, Paratyphus und Ruhr.
403. In welcher Stärke wird hierbei das Rohchloramin zur Desinfektion von Stuhlgang und Urin bzw. zur Desinfektion von Wäsche, Gebrauchsgegenständen, Möbelteilen, Fußböden u. dgl. benutzt?	**403.** In 2%iger bzw. 1%iger Lösung.
404. Zu welcher Art von Wäsche empfiehlt sich nicht die Anwendung des Rohchloramins?	**404.** Zur Desinfektion von bunter Wäsche.
405. Warum ist die Verwendung des Rohchloramins der des Chloramins in der Praxis vorzuziehen?	**405.** Weil es fast ebenso wirksam ist wie das reine Chloramin, dabei aber wesentlich billiger ist.
406. Worauf ist bei der Herstellung von Rohchloraminlösungen zu achten?	**406.** Es ist darauf zu achten, daß das Rohchloramin durch tüchtiges Umrühren oder Schütteln in dem Wasser möglichst gut gelöst wird (ein zurückbleibender, geringer Bodensatz schadet nicht).
407. Was ist hinsichtlich der eventuellen Aufbewahrung und der Haltbarkeit der Rohchloramin- bzw. Sputaminlösungen zu beachten?	**407.** Die nicht sofort gebrauchten Lösungen sind verschlossen und im Dunkeln aufzubewahren. Sie sind nur bis zu 14 Tagen haltbar.

g) Formaldehyd.

408. Was ist Formaldehyd?	**408.** Das Formaldehyd ist ein aus dem Holzgeist gewonnenes, stechend riechendes Gas. Es kann zu einer weißen, festen Masse verdichtet werden, die nur ein wenig riecht. Sie heißt Paraformaldehyd, auch kurz Paraform.

---

[1]) Siehe Anmerkung Seite 41.

Frage:	**Antwort:**
409. Wie wirkt das Formaldehydgas auf den menschlichen oder tierischen Körper?	**409.** Es wirkt reizend auf die Schleimhäute der Luftwege, der Nase und der Augen.
410. Wie wird das Formaldehyd angewendet?	**410.** Als sog. Formalin.
411. Was ist Formalin?	**411.** Das Formalin ist eine 35%ige wässerige Lösung des Formaldehyds, die ebenfalls stechend riecht und stark ätzt.
412. Was ist hinsichtlich der Aufbewahrung und Brauchbarkeit des Formalins zu beachten?	**412.** Das Formalin ist vor Licht geschützt aufzubewahren. Sobald eine stärkere, flockige Ausscheidung (Paraformaldehydbildung) eingetreten ist, ist es für Desinfektionen nicht mehr zu benutzen.
413. Wie wird das Formalin verwendet?	**413.** 1. In Dampfform bzw. als gasförmiges Formaldehyd; 2. in wässeriger Lösung, und zwar als 1%ige Formaldehydlösung.
414. Wozu dient die Verdampfung des Formalins?	**414.** Zur Desinfektion geschlossener Räume.
415. Was ist erforderlich, damit das verdampfte Formalin seine Wirkung gut ausübt?	**415.** Die gleichzeitige Erfüllung des zu desinfizierenden Raumes mit Wasserdampf.
416. Was geschieht zu dem Zwecke mit dem Formalin?	**416.** Es wird in einem bestimmten Mengenverhältnis mit Wasser verdünnt.
417. Vermag das verdampfte Formalin bei dieser Raumdesinfektion auch die in der Tiefe der Gegenstände befindlichen Keime zu vernichten?	**417.** Nein. Es vernichtet dabei nur die Krankheitskeime, die an freiliegenden Flächen oberflächlich oder doch nur in geringer Tiefe haften.
418. Wie wird die 1%ige Formaldehydlösung bereitet?	**418.** 30 ccm Formalin werden mit Wasser zu 1 l aufgefüllt und gut durchgemischt.
419. Was kann mit der 1%igen Formaldehydlösung desinfiziert werden?	**419.** Gerätschaften, die das Auskochen nicht vertragen, wie Messer und Gabeln, Haar-, Nagel- und Kleiderbürsten, Spielsachen von Holz oder Metall, Pelzwerk, Sammet, Plüsch- und ähnliche Möbelüberzüge.

III. Ausführung der Desinfektion im besonderen.

A. Die laufende Desinfektion am Krankenbett.

420. Welche Vorbedingung ist für die Durchführung einer wirksamen laufenden Desinfektion unerläßlich?	**420.** Eine zuverlässige Absonderung des Kranken.
421. Wie hat die Absonderung des Kranken zu erfolgen?	**421.** Die Absonderung hat „derart zu erfolgen, daß der Kranke mit anderen als den zu seiner Pflege bestimmten Personen, dem

Frage:	**Antwort:**
	Arzt oder dem Seelsorger, nicht in Berührung kommt und eine Verbreitung der Krankheit tunlichst ausgeschlossen ist. Angehörigen und Urkundspersonen ist, insoweit es zur Erledigung wichtiger und dringender Angelegenheiten geboten ist, der Zutritt zu dem Kranken unter Beobachtung der erforderlichen Maßregeln gegen eine Weiterverbreitung der Krankheit gestattet".
422. Wo ist die Absonderung am leichtesten durchführbar?	**422.** In der Isolierbaracke oder in einem geeignet gelegenen Zimmer eines Krankenhauses.
423. Was ist zur Absonderung des Kranken in seiner Wohnung erforderlich?	**423.** Ein Zimmer mit besonderem Eingang, das von den übrigen bewohnten Räumen möglichst getrennt ist, am besten durch einen Vorraum.
424. Was hat mit dem Isolierzimmer vor der Überführung des Kranken noch zu geschehen?	**424.** Es sind alle überflüssigen Gegenstände, wie Vorräte an Nahrungsmitteln, gefüllte Wäsche- und Kleiderschränke, Polstermöbel, Teppiche u. dgl. aus dem Isolierzimmer zu entfernen.
425. Worauf ist bei der Absonderung des Kranken hinsichtlich seiner Bewegungsfreiheit strenge zu achten?	**425.** Daß der Kranke während der Dauer der Absonderung das Zimmer nicht verläßt, den gemeinsamen Abort nicht benutzt und auch nach Möglichkeit nicht mit anderen als den zu seiner Pflege bestimmten Personen in Berührung kommt.
426. Welchen Zweck verfolgt die laufende Desinfektion am Krankenbett?	**426.** Die Desinfektion der während der ganzen Dauer der Krankheit ausgestreuten Krankheitskeime.
427. Weshalb hat die Desinfektion am Krankenbett eine noch größere Bedeutung als die Schlußdesinfektion?	**427.** Weil während der Krankheitsdauer eine ungleich größere Menge von Krankheitskeimen ausgeschieden wird, als bei der erforderlich werdenden Schlußdesinfektion noch vorhanden ist.
428. Welche Personen werden in erster Linie durch die laufende Desinfektion geschützt?	**428.** Die Pflegeperson, die Angehörigen, die Hausgenossen und etwaige Besucher des Kranken.
429. Was hat der Desinfektor oder Pfleger vor dem Betreten des Krankenzimmers zu tun?	**429.** Er hat ein waschbares, wenn möglich weißes Überkleid (Mantel, große Schürze) anzulegen.
430. Welche Aufgabe hat der Desinfektor im Krankenzimmer zu erfüllen, falls er mit der Überwachung der laufenden Desinfektion beauftragt worden ist?	**430.** Er hat dem Pfleger, vorausgesetzt, daß derselbe nicht besonders ausgebildet ist, die Herstellung und Anwendung der Desinfektionsmittel vorzuführen und sich die Herstellung und Benutzung der Desinfektionsmittel von dem Pfleger so lange wiederholen zu lassen, bis sie tatsächlich richtig ausgeführt wird.

Frage:	**Antwort:**
431. Welche Gerätschaften sind in jedem Falle zum Zwecke der laufenden Desinfektion im Krankenzimmer aufzustellen?	**431.** 1. Ein geräumiges Gefäß zum Einlegen beschmutzter Bett- und Leibwäsche, waschbarer Kleidungsstücke u. dgl.; 2. ein elektrischer oder Gas-, Petroleum- oder Spirituskocher zum Auskochen von Eß- und Trinkgeschirr und die dazu nötigen Töpfe und Tücher; 3. ein Schrubber mit Scheuertuch und ein Eimer zur Reinigung des Krankenzimmers; 4. eine Schüssel mit einer desinfizierenden Lösung zur Händedesinfektion und eine Schüssel nebst Handbürste, Seife und Handtuch zum Reinigen der Hände; 5. die zur eigentlichen Krankenpflege notwendigen Gerätschaften, wie Stechbecken, Speigläser, Wattebäusche oder Mulläppchen zur Aufnahme von Ausscheidungen des Kranken; 6. die erforderlichen Desinfektionsmittel in ausreichender Menge, Meßgefäße, um sie abmessen zu können, und wenigstens zwei waschbare Überkleider.
432. Was ist noch bereit zu halten, wenn es sich um Unterleibstyphus, Ruhr und Cholera handelt?	**432.** Ein größeres Gefäß mit Kalkmilch.
433. Worauf hat sich die laufende Desinfektion zu erstrekken?	**433.** a) Auf die Ausscheidungen des Kranken; b) auf die mit dem Kranken oder seinen Ausscheidungen in Berührung gekommenen Gegenstände; c) auf das Krankenzimmer, den Abort u. dgl.; d) auf den Kranken selbst; e) auf das Warte- und Pflegepersonal.

1. Die Desinfektion am Krankenbett (laufende Desinfektion) bei den gemeingefährlichen Krankheiten Aussatz, Cholera, Pest und Pocken[1]).

a) Die Desinfektion der Ausscheidungen des Kranken.

434. Wie werden Auswurf, Rachenschleim und Gurgelwasser desinfiziert?	**434.** Durch Auffangen in Gefäßen, die bis zur Hälfte mit 5%iger Kresolseifenlösung[2]) oder 2%iger Sanatollösung[3]) gefüllt sind.

---

[1]) Gegebenenfalls auch für einzelne Gegenstände bei den übertragbaren Krankheiten (s. S. 50—61) anwendbar.

[2]) An Stelle der 5%igen Kresolseifenlösung können auch eine 2%ige seifenhaltige Sagrotan-, 2%ige Lavasteril- oder 2%ige Baktollösung verwendet werden. Der Kürze halber sind die letzteren drei Lösungen im Nachfolgenden nicht mehr aufgeführt.

[3]) An Stelle der 2%igen Sanatollösung können geeignetenfalls auch eine 5%ige Lösung von Liquor Cresoli „Grünau" oder eine 5%ige Lösung von Lysol seifenfrei, ferner auch eine 2%ige Pangrollösung oder eine 2%ige Lösung von Sagrotan seifenfrei oder eine 2%ige Aquazidlösung verwendet werden. Der Kürze halber sind letztere fünf Lösungen im Nachfolgenden nicht mehr aufgeführt (siehe auch das Merkblatt des Reichsgesundheitsamtes betreffend seifenfreie Desinfektionsmittel).

Frage:	**Antwort:**
435. Wie können Auswurf, Nasen-, Rachenschleim noch unter Anwendung der Hitze desinfiziert werden?	**435.** Durch wenigstens eine Viertelstunde langes Auskochen der Auffanggefäße, die bis zur Hälfte mit 2%iger Sodalösung gefüllt sind.
436. Wie werden Stuhlgang, Harn und Erbrochenes in Nachtgeschirren, Stechbecken u. dgl. desinfiziert?	**436.** Diese Absonderungen werden sofort mit der gleichen Menge von Kalkmilch oder 5%iger Kresolseifenlösung oder 2%iger Sanatollösung übergossen.
437. Was geschieht mit Blut, blutigen, eitrigen und wässerigen Wund- und Geschwürsausscheidungen, Nasenschleim, sowie mit der bei Sterbenden aus Mund und Nase hervorquellenden schaumigen Flüssigkeit?	**437.** Diese Ausscheidungen sind in Wattebäuschen, Leinen- oder Mulläppchen oder dgl. aufzufangen, die sofort zu verbrennen sind. Wenn dies nicht angängig ist, legt man sie in Gefäße mit 5%iger Kresolseifenlösung oder 2%iger Sanatollösung.
438. Wie werden Hautabgänge (Schorfe, Schuppen u. dgl.) desinfiziert?	**438.** Hautabgänge werden sofort verbrannt oder, wenn dies nicht angängig ist, in Gefäße gelegt, die mit 5%iger Kresolseifenlösung oder 2%iger Sanatollösung gefüllt sind.

b) Die Desinfektion der mit dem Kranken oder seinen Ausscheidungen in Berührung gekommenen Gegenstände.

439. Wie werden Verbandgegenstände u. dgl. desinfiziert?	**439.** Sie werden sofort verbrannt oder, wenn dies nicht angängig ist, in Gefäße gelegt, welche mit 5%iger Kresolseifenlösung oder 2%iger Sanatollösung gefüllt sind.
440. Worauf ist in letzterem Falle zu achten?	**440.** Daß die Verbandgegenstände u. dgl. von der desinfizierenden Flüssigkeit vollständig bedeckt sind.
441. Wie werden Schmutz- und Waschwässer desinfiziert?	**441.** Mit Chlorkalkmilch oder Kalkmilch.
442. Wieviel Chlorkalkmilch ist den Schmutzwässern hinzuzusetzen?	**442.** So viel, daß die Flüssigkeit stark nach Chlor riecht, jedoch mindestens 2 l auf 1000 l Schmutzwasser, 200 ccm auf 100 l Schmutzwasser, 20 ccm auf 10 l Schmutzwasser usw. (also 2⁰/₀₀).
443. Wieviel Kalkmilch ist den Schmutzwässern hinzuzusetzen?	**443.** So viel, daß eingetauchtes rotes Lackmuspapier deutlich und dauernd blau gefärbt wird (ungefähr 5 l Kalkmilch auf 100 l Schmutzwasser). Das rote Lackmuspapier wird aus der Apotheke bezogen.
444. Wie werden Badewässer desinfiziert?	**444.** Mit einer durch Absetzen oder Abseihen geklärten Chlorkalkmilch.
445. Weshalb ist eine vorher geklärte Chlorkalkmilch zu verwenden?	**445.** Um eine Beschädigung bzw. Verstopfung von Ventilen und Ableitungsrohren zu vermeiden.

Frage:	**Antwort:**
446. Wie lange müssen die desinfizierten Gemische bzw. die Desinfektionsflüssigkeiten mit Inhalt stehen bleiben, bevor sie als unschädlich beseitigt werden dürfen?	**446.** Wenigstens 2 Stunden.
447. Was hat mit Waschbecken, Spülgefäßen, Nachtgeschirren, Stechbecken, Badewannen u. dgl. nach Desinfektion und Ausgießen des Inhaltes noch zu geschehen?	**447.** Sie sind noch mit 5 %iger Kresolseifenlösung oder 2 %iger Sanatollösung auszuscheuern und mit Wasser gründlich auszuspülen.
448. Wie werden Eß- und Trinkgeschirre, Tee- und Eßlöffel desinfiziert?	**448.** Sie werden eine Viertelstunde lang in 2 %iger Sodalösung ausgekocht und dann gründlich gespült.
449. Wie werden Messer und Gabeln und sonstige Geräte, welche das Auskochen nicht vertragen, desinfiziert?	**449.** Sie werden 2 Stunden lang in 1 %ige Formaldehydlösung (siehe Nr. 418) gelegt und dann gründlich trockengerieben.
450. Wie werden Bett- und Leibwäsche, zur Reinigung des Kranken benutzte Tücher, waschbare Kleidungsstücke u. dgl. desinfiziert?	**450.** Sie sind auszukochen oder in Gefäße mit 5 %iger Kresolseifenlösung oder 2 %iger Sanatollösung so hineinzulegen, daß sie von der Flüssigkeit vollständig bedeckt sind.
451. Wann dürfen diese Gegenstände frühestens weiter gereinigt werden?	**451.** Frühestens nach 2 Stunden.
452. Wie werden Haar-, Nagel- und Kleiderbürsten desinfiziert?	**452.** Sie werden 2 Stunden lang in 1 %ige Formaldehydlösung gelegt, alsdann ausgewaschen und getrocknet.
453. Wie werden Krankenwagen, Krankentragen, Räderfahrbahren u. dgl. desinfiziert?	**453.** Es werden die Decken, die Innen- und Außenwände, Türen, Fenster, die hölzernen Sitze und das Lederzeug usw. sorgfältig und wiederholt mit Lappen abgerieben, die mit 5 %iger Kresolseifenlösung oder 2 %iger Sanatollösung befeuchtet sind. Waschbare Tücher und Kissenbezüge sind durch Auskochen oder im Dampf zu desinfizieren.
454. Wie werden Kissen, Polster, soweit sie nicht mit Leder überzogen sind, Teppiche, Decken usw., der Krankenwagen u. dgl. desinfiziert?	**454.** Sie werden mit 5 %iger Kresolseifenlösung oder 2 %iger Sanatollösung oder 1 %iger Formaldehydlösung durchfeuchtet, feucht gebürstet und mehrere Tage hintereinander gelüftet, soweit nicht eine Desinfektion im Dampfapparate möglich ist.
455. Was ist bei den Krankenwagen u. dgl. zuletzt noch zu desinfizieren?	**455.** Der Wagenboden samt den Trittbrettern.
456. Wie hat dies zu geschehen?	**456.** Sie werden mit Lappen und Schrubber, die reichlich mit 5 %iger Kresolseifenlösung

Frage:	**Antwort:**
	oder 2%iger Sanatollösung getränkt sind, ausgescheuert.
457. Wie werden andere Personenfahrzeuge (Droschken, Straßenbahnwagen, Boote usw.) desinfiziert?	**457.** In ganz entsprechender Weise wie Krankenwagen u. dgl. (siehe Frage 453 bis 456).

c) Die Desinfektion von Krankenzimmern, Aborten, Abortgruben u. dgl.

458. Was hat täglich im Krankenzimmer zu geschehen?	**458.** Der Fußboden ist täglich mindestens einmal feucht aufzuwischen, geeignetenfalls mit 5%iger Kresolseifenlösung oder 2%iger Sanatollösung.
459. Wie sind der Fußboden des Krankenzimmers, die Bettstelle, der Nachttisch oder die Wand in der Nähe des Bettes zu desinfizieren, wenn sie mit Ausscheidungen des Kranken beschmutzt worden sind?	**459.** Die betreffenden Stellen sind sofort mit 5%iger Kresolseifenlösung oder 2%iger Sanatollösung gründlich abzuwaschen.
460. Was hat mit Kehricht zu geschehen?	**460.** Kehricht ist zu verbrennen, oder wenn dies ausnahmsweise nicht möglich ist, ist er reichlich mit 5%iger Kresolseifenlösung oder 2%iger Sanatollösung zu durchtränken und erst nach 2stündigem Stehen zu beseitigen.
461. Was hat mit Gegenständen von geringem Werte (Strohsäcken mit Inhalt, abgetragenen Kleidungsstücken, Lumpen u. dgl.) zu geschehen?	**461.** Sie sind zu verbrennen.
462. Wie ist ein Abort zu desinfizieren?	**462.** Die Tür, besonders die Klinke, die Innenwände bis zu 2 m Höhe, der Deckel, das Sitzbrett und der Fußboden sind mit Lappen, die mit 5%iger Kresolseifenlösung oder 2%iger Sanatollösung getränkt sind, gründlich abzuwaschen oder abzuscheuern; in die Sitzöffnung sind mindestens 2 Liter 5%ige Kresolseifenlösung oder 2%ige Sanatollösung oder Kalkmilch zu gießen.
463. Wie wird eine Abortgrube desinfiziert?	**463.** Der Inhalt der Grube wird mit einer möglichst großen Menge Kalkmilch, womöglich 1 Teil Kalkmilch auf 4 Teile Grubeninhalt, übergossen.
464. Was ist bezüglich des Entleerens der Grube zu beachten?	**464.** Das Entleeren der Grube soll möglichst erst einige Wochen nach dem Zusatz der Kalkmilch erfolgen.

Frage:	**Antwort:**
465. Wie wird der Inhalt von Tonnen, Kübeln u. dgl. desinfiziert?	**465.** Der Inhalt von Tonnen, Kübeln u. dgl. ist womöglich mit etwa der gleichen Menge Kalkmilch zu versetzen.
466. Wann darf frühestens eine Entleerung des mit Kalkmilch versetzten Inhalts der Abtrittstonnen, Kübel u. dgl. erfolgen?	**466.** Frühestens nach 24 Stunden.
467. Wie ist ein Pissoir zu desinfizieren?	**467.** In entsprechender Weise wie ein Abort mit verdünntem Kresolwasser, auch mit Kalkmilch, falls nicht Rohrverstopfung zu befürchten ist; sonst mit abgeseihter Chlorkalkmilch.
468. Wie werden Düngerstätten, Rinnsteine, Kanäle, infizierte Stellen auf Höfen, Straßen und Plätzen desinfiziert?	**468.** Sie werden mit reichlichen Mengen von Chlorkalkmilch oder Kalkmilch übergossen.
469. Was hat mit den bei der Desinfektion verwendeten Lappen und Wischtüchern zu geschehen?	**469.** Sie sind entweder zu verbrennen oder, wenn dies nicht angängig, 2 Stunden lang in 5%ige Kresolseifenlösung oder 2%ige Sanatollösung zu legen.

d) Die Desinfektion am Kranken selbst[1]).

470. Wie werden die mit Abgängen beschmutzten Körperteile des Kranken desinfiziert?	**470.** Sie werden mit 5%iger Kresolseifenlösung oder 2%iger Sanatol- oder 2%iger Aquazidlösung abgewaschen.
471. Was sollen genesene Personen vor dem Wiedereintritt in den freien Verkehr tun?	**471.** Sie sollen vor dem Verlassen des Krankenzimmers ihren Körper samt den Haaren mit warmem Wasser und Seife gründlich reinigen oder womöglich ein Vollbad nehmen.

e) Die Desinfektion der mit den Kranken in Berührung gekommenen Personen, insbes. des Warte- und Pflegepersonals[1]).

472. Was sollen die mit der Wartung der Kranken beschäftigten Personen tun, schon bevor sie den Kranken, seine Wäsche, das Speigefäß, das Stechbecken oder andere Gegenstände, die mit Absonderungen oder Stuhlentleerungen des Kranken verunreinigt sein können, berühren?	**472.** Sie sollen ihre Hände in 5%iger Kresolseifenlösung oder 2%iger Sanatol- oder 2%iger Aquazidlösung waschen.

---

[1]) Gilt in gleicher Weise bei den übertragbaren Krankheiten (s. S. 50 bis 61).

Frage:	**Antwort:**
473. Wie desinfiziert der Des-infektor oder Pfleger seine Hände und sonstigen Kör-perteile, wenn sie mit dem Kranken oder dessen Aus-scheidungen in Berührung gekommen sind? (Jede un-nötige Berührung ist zu ver-meiden!)	**473.** Er bearbeitet sie gründlich mit 5%iger Kresolseifenlösung oder 2%iger Sanatol- oder 2%iger Aquazidlösung unter Benutzung von Nagelreiniger und Bürste 5 Minuten lang und wäscht sie alsdann mit warmem Wasser und Seife ab.
474. Worauf hat der Desinfek-tor oder Pfleger bei der Des-infektion seines Gesichts mit der Desinfektionsflüssigkeit zu achten?	**474.** Daß sie nicht in den Mund oder in die Augen kommt.
475. Worauf muß der Desinfek-tor oder Pfleger achten, wenn andere Personen aus drin-genden Gründen den Kranken besuchen?	**475.** Daß sie Berührungen des Kranken ver-meiden und vor dem Verlassen des Kranken-zimmers sich in gehöriger Weise desinfizieren.
476. Was hat der Desinfektor oder Pfleger vor dem Verlassen des Krankenzimmers noch zu tun?	**476.** 1. Er wäscht seine Schuhe mit der Desinfektionsflüssigkeit ab; 2. er legt das Überkleid ab und hängt es in der Nähe der Türe auf; 3. er desinfiziert seine Hände und Unter-arme.
477. In welchem Falle darf der Desinfektor das Überkleid in einem mit 5%iger Kresolseifen-lösung oder 2%iger Sanatol-lösung getränkten Beutel mit-nehmen?	**477.** Falls er noch weitere Desinfektionen bei der gleichen Krankheit auf demselben Rundgange vorzunehmen bzw. zu über-wachen hat.
478. Wie ist das Überkleid nach Beschmutzung bzw. nach be-endeter Benutzung zu desinfi-zieren?	**478.** Durch Einlegen in 5%ige Kresolseifen-lösung oder 2%ige Sanatollösung bzw. durch Dampf in der Desinfektionsanstalt.
479. Wieviel Überkleider muß deshalb ein Desinfektor be-sitzen?	**479.** Mindestens zwei.

2. Die Desinfektion am Krankenbett (laufende Desinfektion) bei den hauptsächlichsten übertragbaren Krankheiten.

480. Warum ist die Ausführung der laufenden Desinfektion bei den einzelnen Krankheiten ver-schieden?	**480.** Weil sie sich den Eigenschaften der Krankheitserreger und der Eigenart der Ver-breitung der einzelnen Krankheiten anzupas-sen hat.

a) Die Desinfektion am Krankenbett (laufende Desinfektion) bei Diphtherie, übertragbarer Genickstarre, Keuchhusten, Scharlach, übertragbarer Gehirnentzündung[1]) und übertragbarer Kinderlähmung[1]).

(Auch bei Masern und Grippe anwendbar.)

Frage:	Antwort:
481. Wie werden Auswurf, Erbrochenes und Gurgelwasser desinfiziert?	**481.** Durch Auffangen in Gefäßen, die bis zur Hälfte mit 5%iger Kresolseifenlösung[2]) oder 2%iger Sanatollösung[3]) gefüllt sind.
482. Wie lange müssen die Gefäße stehen bleiben, bis sie entleert werden dürfen?	**482.** Wenigstens 2 Stunden.
483. Wohin sind die Gefäße zu entleeren?	**483.** In den Ausguß des Krankenzimmers oder in den Abort.
484. Was hat mit den Gefäßen selbst nach Desinfektion und Ausgießen des Inhalts noch zu geschehen?	**484.** Sie sind selbst, besonders aber die Ränder, mit 5%iger Kresollösung oder 2%iger Sanatollösung aus- bzw. abzuspülen.
485. Wie werden Verbandstücke, mit den Absonderungen des Kranken verunreinigte Watte u. dgl. desinfiziert?	**485.** Sie sind vor der Beseitigung mindestens 2 Stunden lang in 5%ige Kresolseifenlösung oder 2%ige Sanatollösung zu legen.
486. Wie werden die von dem Kranken benutzten Taschentücher und Handtücher, seine Leib- und Bettwäsche, sowie waschbare, von den Kranken und Krankenpflegern benutzte Kleidungsstücke desinfiziert?	**486.** Sie werden 2 Stunden lang in Gefäße mit 5%iger Kresollösung oder 2%iger Sanatollösung gelegt, so zwar, daß sie vollständig von der Flüssigkeit bedeckt sind. (Weiße und bunte Wäsche sind möglichst in verschiedene Gefäße einzulegen.)
487. Was ist hinsichtlich des Eß- und Trinkgeschirrs des Kranken zu beachten?	**487.** Der Kranke soll ein besonderes Eß- und Trinkgeschirr haben, das im Krankenzimmer verbleiben und hier mit heißer 2%iger Sodalösung gereinigt werden muß.
488. Wie und wann werden der Fußboden des Krankenzimmers, die Bettstelle und die Umgebung des Bettes (der	**488.** Sie werden häufig mit 5%iger Kresolseifenlösung oder 2%iger Sanatollösung aufgewischt und insbesondere sind die beschmutzten Stellen sofort nach ihrer Be-

[1]) Hierbei ist noch die Desinfektion der Stuhlentleerungen und des Urins vorgeschrieben (s. Frage 493, 496 bis 498).

[2]) An Stelle der 5%igen Kresolseifenlösung können auch eine 2%ige seifenhaltige Sagrotan-, 2%ige Lavasteril- oder 2%ige Baktollösung verwendet werden. Der Kürze halber sind die letzteren drei Lösungen im Nachfolgenden nicht mehr aufgeführt.

[3]) An Stelle der 2%igen Sanatollösung können geeignetenfalls auch eine 5%ige Lösung von Liquor Cresoli „Grünau" oder eine 5%ige Lösung von Lysol seifenfrei, ferner auch eine 2%ige Pangrollösung oder eine 2%ige Lösung von Sagrotan seifenfrei oder eine 2%ige Aquazidlösung verwendet werden. Der Kürze halber sind letztere fünf Lösungen im Nachfolgenden nicht mehr aufgeführt (siehe auch das Merkblatt des Reichsgesundheitsamtes betreffend seifenfreie Desinfektionsmittel).

Frage:	**Antwort:**
Nachttisch und die Wand in der Nähe des Bettes) desinfiziert?	schmutzung mit einer dieser Lösungen gründlich abzuwaschen.
489. Wie werden Bettvorleger u. dgl. Gegenstände, Betten oder Decken, Matratze oder Strohsack desinfiziert, sofern sie mit Absonderungen des Kranken beschmutzt worden sind?	**489.** Die betreffenden Stellen dieser Gegenstände sind sofort nach der Beschmutzung mit 5%iger Kresolseifenlösung oder 2%iger Sanatollösung gründlich abzuwaschen.
490. Wie werden die von dem Kranken benutzten Waschbecken und Badewannen desinfiziert?	**490.** Sie werden mit 5%iger Kresolseifenlösung oder 2%iger Sanatollösung gründlich ausgescheuert und mit Wasser gründlich nachgespült.
491. Wie werden Zahn- und Nagelbürsten desinfiziert?	**491.** Sie sind 2 Stunden lang in 2%ige Sagrotan- oder 2%ige Sanatollösung oder 1%ige Formaldehydlösung zu legen und dann gründlich mit Wasser nachzuspülen.
492. Was ist hinsichtlich des Zeitpunktes zu beachten, zu dem die Desinfektion der genannten Gegenstände zu erfolgen hat?	**492.** Der Auswurf und alle sonstigen Absonderungen aus Mund und Nase sind sogleich nach der Entleerung, die Wäsche beim Wäschewechsel, die anderen Gegenstände möglichst sofort, nachdem sie verunreinigt sind, zu desinfizieren.

b) Die Desinfektion am Krankenbett (laufende Desinfektion) bei Typhus, Paratyphus, bakterieller Lebensmittelvergiftung, Ruhr und Weil'scher Krankheit.

493. Wie werden Stuhlentleerungen und Harn desinfiziert?	**493.** Sie werden in einem Stechbecken oder einem sonst geeigneten Gefäß aufgefangen und mit der gleichen Menge Kalkmilch oder 2%iger Rohchloraminlösung übergossen und verrührt.
494. Ist auch bei Ruhr eine Desinfektion des Harns ohne gleichzeitige Desinfektion der Stuhlentleerung nötig?	**494.** Nein.
495. Warum nicht?	**495.** Weil (im Gegensatz zum Typhus) bei der Ruhr keine Ruhrbazillen mit dem Harn ausgeschieden werden.
496. Wie lange müssen die Gefäße mit den Gemischen stehen bleiben, bis sie in den Abort entleert werden dürfen?	**496.** Mindestens 2 Stunden. (Bei der Ruhr darf dies nötigenfalls früher geschehen.)
497. Was hat mit den benutzten Geschirren noch zu geschehen?	**497.** Die benutzten Geschirre, insbesondere auch deren Ränder, sind mit 5%iger Kresolseifenlösung, 2%iger Sanatollösung oder 2%iger Rohchloraminlösung auszuscheuern.

Frage:

Antwort:

498. Wie ist zu verfahren, wenn infolge heftigen Stuhldranges (namentlich bei ruhrkranken Kindern) eine Entleerung des Stuhles auf den Fußboden des Zimmers oder des Flures oder außerhalb des Hauses im Hof oder Garten erfolgt ist?

498. Solche Stellen sind sogleich reichlich mit Kalkmilch oder 2%iger Rohchloraminlösung zu übergießen.

499. Wie werden Bett- und Leibwäsche, zur Reinigung infizierter Gegenstände oder des Kranken benutzte Tücher, Bürsten u. dgl., sowie waschbare, von den Kranken und Krankenpflegern benutzte Kleidungsstücke desinfiziert?

499. Sie werden mindestens 2 Stunden lang in Gefäße mit 5%iger Kresolseifenlösung oder 2%iger Sanatollösung gelegt, so zwar, daß sie vollständig von der Flüssigkeit bedeckt sind. (Weiße und bunte Wäsche sind möglichst in verschiedene Gefäße einzulegen.)

500. Worin kann weiße Wäsche ebenfalls desinfiziert werden?

500. In 1%iger Rohchloraminlösung.

501. Wie sind nicht waschbare Kleidungsstücke zu desinfizieren?

501. Sie sind an den beschmutzten Stellen mit 5%iger Kresolseifenlösung oder 2%iger Sanatollösung gründlich abzureiben.

502. Wie ist mit Wäsche, die einer Desinfektionsanstalt übergeben werden soll, zu verfahren?

502. Sie ist ohne vorherige Desinfektion in Beutel, die mit 5%iger Kresolseifenlösung oder 2%iger Sanatollösung getränkt sind, zu legen, und diese sind zur Weiterbeförderung in trockene Säcke oder dergleichen zu stecken.

503. Wie und wann werden der Fußboden des Krankenzimmers, die Bettstelle und die Umgebung des Bettes (der Nachttisch und die Wand in der Nähe des Bettes) desinfiziert?

503. Sie werden möglichst täglich mit 5%iger Kresolseifenlösung oder 2%iger Sanatollösung aufgewischt und insbesondere sind die beschmutzten Stellen sofort nach ihrer Beschmutzung mit 5%iger Kresolseifenlösung oder 2%iger Sanatollösung oder 1%iger Rohchloraminlösung gründlich abzuwaschen.

504. Wie werden Bettvorleger u. dgl. Gegenstände, Betten oder Decken, Matratze oder Strohsack desinfiziert, sofern sie mit Absonderungen des Kranken beschmutzt worden sind?

504. Die betreffenden Stellen dieser Gegenstände sind sofort nach der Beschmutzung mit 5%iger Kresolseifenlösung oder 2%iger Sanatollösung gründlich abzuwaschen.

505. Wie sind Aborte zu desinfizieren?

505. Nach jeder Benutzung durch den Kranken sind Sitzbrett und Deckel und, soweit sie verunreinigt sind, Wand und Fußboden mittels Lappen, die mit 5%iger Kresolseifenlösung oder 2%iger Sanatollösung oder 1%iger Rohchloraminlösung getränkt sind, gründlich abzuwaschen. Griffe an der Wasserspülung und Türklinken, die von dem Kranken berührt sind, sind in derselben Weise zu desinfizieren.

Frage:	**Antwort:**
506. Wie sind Abortkübel, Tonnen und Eimer während der Dauer der Krankheit zu desinfizieren?	506. Sie sind täglich mit Kalkmilch zu versetzen und nach der Entleerung auch außen mit Kalkmilch zu bestreichen.
507. Was ist hinsichtlich der Entleerung der Abortgruben zu beachten?	507. Sie sollen während der Dauer der Erkrankung möglichst nicht entleert werden.
508. Wie ist mit Eß- und Trinkgeschirr zu verfahren?	508. Der Kranke soll sein besonderes Eß- und Trinkgeschirr haben, das im Krankenzimmer verbleiben und hier mit heißer 2%iger Sodalösung gereinigt werden muß. Bevor es durch andere benutzt wird, ist es 15 Minuten lang in Wasser oder in 2%iger Sodalösung auszukochen, falls das Geschirr das Auskochen verträgt.
509. Wie sind Messer, Gabeln und sonstige Geräte, die das Auskochen nicht vertragen, zu desinfizieren?	509. Sie sind 2 Stunden lang in eine 2%ige Sanatollösung oder eine 1%ige Formaldehydlösung zu legen und dann mit Wasser gründlich nachzuspülen und trocken zu reiben.
510. Auf welche Weise wird Badewasser, das nicht in die Kanalisation ablaufen kann, desinfiziert?	510. Badewasser, das nicht in die Kanalisation ablaufen kann, muß vor der Beseitigung einen Zusatz von wenigstens soviel Chlorkalkmilch erhalten, daß eine $2^0/_{00}$ige Chlorkalkmilchlösung oder von soviel Rohchloramin, daß eine $0,5^0/_{00}$ige Rohchloraminlösung entsteht.
511. Wie sind die von den Kranken benutzten Waschbecken und Badewannen zu desinfizieren?	511. Sie sind mit 5%iger Kresolseifenlösung, 2%iger Sanatol- oder 1%iger Rohchloraminlösung auszuscheuern und mit Wasser gründlich nachzuspülen.
512. Wie werden Zahn- und Nagelbürsten desinfiziert?	512. Sie werden 2 Stunden lang in eine 2%ige Sagrotan-, 2%ige Sanatol- oder in eine 1%ige Formaldehydlösung gelegt und dann gründlich mit Wasser nachgespült.
513. Was ist hinsichtlich des Zeitpunktes zu beachten, zu dem die Desinfektion der genannten Gegenstände zu erfolgen hat?	513. Der Stuhlgang und Harn sind sogleich nach der Entleerung, die Wäsche beim Wäschewechsel, die anderen Gegenstände möglichst sofort, nachdem sie verunreinigt sind, zu desinfizieren.

c) Die Desinfektion am Krankenbett (laufende Desinfektion) bei Tuberkulose.

514. Worin muß stets der Auswurf aufgefangen werden?	514. In Spucknäpfen, Speigläsern bzw. Speibechern oder Spuckfläschchen.
515. Wie sollen die Spucknäpfe konstruiert und aufgestellt sein?	515. Sie sollen so konstruiert und aufgestellt sein, daß Berührungen des Auswurfs und Herausgelangen von Auswurfteilchen ausgeschlossen sind. Zweckmäßig haben sie

Frage:	**Antwort:**
	einen hohen Rand und eine weite Öffnung. Am besten werden sie in Höhe von 1 m über dem Fußboden an der Wand befestigt.
516. Was kann als Füllung der Spucknäpfe dienen?	**516.** Feine Holzwolle, Sägespäne, Torfmull, Kaffeesatz oder dergleichen mit einem Zusatz von Karbolwasser oder Kresolwasser zwecks Fernhaltung der Haustiere und Fliegen.
517. Welcher Art Spucknäpfe werden zweckmäßig zur Füllung mit diesem Material benutzt?	**517.** Verbrennbare Karton-Spucknäpfe.
518. Wo werden diese Spucknäpfe aus Kartonpapier mitsamt ihrem Inhalt verbrannt?	**518.** Im Ofen oder Küchenherd.
519. Weshalb haben sich die verbrennbaren Karton-Spucknäpfe nicht recht einzubürgern vermocht?	**519.** Weil sie auf die Dauer zu teuer sind und weil nicht immer ein Ofen- oder Herdfeuer zur Verfügung steht.
520. Die Füllung mit welchen Desinfektionslösungen empfiehlt sich für Spucknäpfe aus emailliertem Eisenblech, Glas oder Porzellan?	**520.** Die Füllung mit einer 5%igen Alkalysol-[1]), einer 6%igen Rohchloramin- oder einer 6%igen Sputaminlösung[2]).
521. Wann darf frühestens die Reinigung der Spucknäpfe erfolgen?	**521.** Frühestens 4 Stunden, nachdem die letzte Entleerung von Auswurf in den Spucknapf erfolgt ist.
522. Wie oft soll die Reinigung der Spucknäpfe täglich geschehen?	**522.** Sie soll mindestens einmal täglich geschehen.
523. Womit sollen die Speibecher oder Speigläser am Krankenbett versehen sein?	**523.** Sie sollen zwecks Fernhaltung der Fliegen mit einem Deckel versehen sein.
524. Wie wird der Auswurf in Speibechern und Speigläsern auf chemischem Wege zweckmäßig desinfiziert?	**524.** Dadurch, daß man in das Speigefäß vor der Abgabe an den Kranken etwa doppelt soviel 5%ige Alkalysollösung oder 6%ige Rohchloraminlösung einfüllt, als von den Kranken während der Benutzungszeit erfahrungsgemäß an Auswurf ausgeschieden wird. Nach der letzten Entleerung von Auswurf muß das Speigefäß noch 4 Stunden stehen bleiben. Alsdann darf es erst gereinigt werden.

---

[1]) An Stelle der 5%igen Alkalysollösung kann auch eine 5%ige T.B.-Bacillollösung verwendet werden. T.B.-Bacillol wird von der Bacillolfabrik Dr. Bode & Co. in Hamburg-Stellingen hergestellt.

[2]) Der Kürze halber ist im folgenden für die Auswurfdesinfektion nur noch eine 5%ige Alkalysol- und 6%ige Rohchloraminlösung aufgeführt.

Frage:	**Antwort:**
525. Welches ist die sicherste Methode der Desinfektion des Auswurfs in Speibechern und Speigläsern, die sich in Krankenhäusern und Heilstätten gut bewährt hat?	**525.** Das Auskochen der Speibecher und Speigläser nebst Inhalt in besonderen Apparaten, z. B. in dem Kirchnerschen Sputumdesinfektor.
526. Wie lange müssen die Speibecher und Speigläser zwecks Unschädlichmachung des tuberkulösen Auswurfs in Wasser bzw. in Dampf ausgekocht werden?	**526.** Eine halbe Stunde lang vom Kochen des Wassers an gerechnet. (Alsdann sind sie noch zu reinigen.)
527. Warum haben sich derartige Sputumkocher, auch kleinerer Konstruktion, in privaten Haushaltungen nicht einzubürgern vermocht?	**527.** Weil dieses Verfahren mit einer gewissen Umständlichkeit und Unappetitlichkeit verbunden ist.
528. Wie wird der Auswurf in Spuckfläschchen desinfiziert?	**528.** Durch Vermischung des Inhalts mit der doppelten Menge 5%iger Alkalysollösung oder 6%iger Rohchloraminlösung und 4stündigem Stehenlassen des Gemisches, worauf noch die Reinigung des Fläschchens zu erfolgen hat.
529. Wie können die Spuckfläschchen nebst Inhalt, sofern sie hitzebeständig sind, durch Auskochen desinfiziert werden?	**529.** Dadurch, daß sie eine halbe Stunde lang in Wasser gekocht werden, worauf noch ihre Reinigung zu erfolgen hat.
530. Wieviel Spucknäpfe, Speibecher, Speigläser oder Spuckfläschchen müssen zur Durchführung der Auswechslung der Gefäße wenigstens zur Verfügung stehen?	**530.** Wenigstens 2 Stück.
531. Was ist hinsichtlich der Benutzung des Taschentuches zu beachten?	**531.** Der Auswurf darf nur ausnahmsweise in das Taschentuch entleert werden; es soll für gewöhnlich nur dazu dienen, die Auswurfsreste von Mund und Bart abzuwischen.
532. Warum dürfen die Taschentücher nur höchstens einen Tag benutzt werden?	**532.** Weil sonst ein so starkes Austrocknen stattfinden kann, daß sich Fasern mit Sputumteilchen ablösen.
533. Wie werden Taschentücher desinfiziert?	**533.** Durch Einlegen in 5%ige Alkalysollösung[1]) für 4 Stunden oder in 2%ige Alkalysol-[1]) oder 2%ige Rohchloraminlösung für 10 Stunden oder durch $\frac{1}{2}$ Stunde langes Auskochen in Wasser, ehe sie in die Wäsche gegeben werden.

---

[1]) An Stelle der 5%igen bzw. 2%igen Alkalysollösung kann auch eine 5%ige bzw. 2%ige T.B.-Bacillollösung verwendet werden. T.B.-Bacillol wird von der Bacillolfabrik Dr. Bode & Co. in Hamburg-Stellingen hergestellt.

Frage:	**Antwort:**
534. Der Gebrauch welcher Taschentücher empfiehlt sich noch wegen ihrer leichten Unschädlichmachung?	**534.** Der Gebrauch von Taschentüchern aus Papierstoff, die nach kurzer Benutzung zu verbrennen sind.
535. Wie sind die Kleider zu desinfizieren?	**535.** Die Kleider sind an Stellen, wo sie mit Auswurf beschmutzt sind, insbesondere an den Tascheneingängen, mit 2%iger Sagrotan- oder 2%iger Sanatollösung zu befeuchten. Bei stärkerer Beschmutzung sind sie im Dampfdesinfektionsapparat zu desinfizieren.
536. Was hat mit gebrauchter Wäsche, Bettwäsche, gebrauchten Hemden und Handtüchern zu geschehen bzw. wie sind sie zu desinfizieren?	**536.** Sie sind möglichst oft zu wechseln und unter vorsichtiger Hantierung in ein Laken einzuschlagen oder in einem Sack zu sammeln und in dieser Umhüllung vor dem Zusammenbringen mit der übrigen Wäsche in einem Topf oder Kessel mit Wasser $^{1}/_{2}$ Stunde lang durchzukochen.
537. Wie kann sonst noch stark beschmutzte Wäsche desinfiziert werden?	**537.** Durch Einlegen in 5%ige Alkalysollösung für 4 Stunden oder in 2%ige Alkalysol- oder Rohchloraminlösung für 10 Stunden.
538. Mit welchen sonstigen chemischen Desinfektionsmitteln können gebrauchte Taschentücher und Wäschestücke, und zwar bei welcher Einwirkungszeit desinfiziert werden?	**538.** Mit 2%iger Sagrotan- oder 2%iger Sanatollösung in 4 Stunden oder mit 4%iger Aquazidlösung in 12 Stunden.
539. Wie sind Teile der Bettstelle, des Fußbodens und anderer Stellen der Wohnung, auf die Auswurf geraten ist, zu desinfizieren?	**539.** Diese Stellen sind baldigst und reichlich mit 5%iger Alkalysol- oder 6%iger Rohchloraminlösung oder auch mit 2%iger Sagrotan- oder 2%iger Sanatollösung zu befeuchten.
540. Wie wird zweckmäßig die Desinfektion gehandhabt, wenn ein Speigefäß mit Auswurf auf den Boden gefallen ist?	**540.** Man bestreut den Auswurf mit feuchtem Sand oder feuchten Sägespänen, schiebt den Sand mit einer zusammengeknüllten Zeitung oder einem alten Lappen auf eine Schaufel, schüttet Sand und Zeitung ins Feuer, stellt die Schaufel mindestens 4 Stunden in einen Eimer mit 5%iger Alkalysollösung od. 6%iger Rohchloraminlösung, wischt den Boden mit einer dieser Lösungen nach und läßt den Scheuerlappen ebenfalls 4 Stunden in einer dieser Lösungen liegen.
541. Auf welche Weise hat die Reinigung der von Kranken benutzten Wohnräume zu erfolgen?	**541.** Der Fußboden ist täglich nur feucht aufzuwischen, Möbel und sonstige Gegenstände sind mit schwach feuchten Tüchern abzureiben. Das Aufwirbeln von Staub ist nach Möglichkeit zu vermeiden.

5*

Frage:	**Antwort:**
542. Was ist hinsichtlich des Eß- und Trinkgeschirrs zu beachten?	**542.** Das Eß- und Trinkgeschirr des Kranken soll nicht mit anderem Eß- und Trinkgeschirr zusammen gereinigt und abgespült werden.
543. Wie können Messer, Gabeln und Löffel desinfiziert werden?	**543.** Durch $^1/_2$ Stunde langes Auskochen in Wasser oder 2%iger Sodalösung oder, wenn die Gegenstände das Auskochen nicht vertragen, durch Einlegen in 2%ige Sagrotan- oder 5%ige Alkalysol- oder 6%ige Rohchloraminlösung für 4 Stunden und nachheriges Abspülen.
544. Wie werden Bücher und andere Gegenstände, die der Kranke mit beschmutzten Fingern berührt hat, desinfiziert?	**544.** Durch Abwischen mit 2%iger Sagrotan- oder 5%iger Alkalysol- oder 6%iger Rohchloraminlösung.
545. Wie ist der Stuhl bzw. Urin von Kranken, die an Darm- oder Nierentuberkulose leiden, zu desinfizieren?	**545.** Durch Hinzufügen der doppelten Menge 5%iger Alkalysol- oder 6%iger Rohchloraminlösung bei wenigstens 4stündiger Einwirkungszeit.
546. Wohin ist alsdann das Gemisch zu schütten?	**546.** In den Abort.
547. Warum können bei der Tuberkulosedesinfektion die Finger bzw. Hände des Kranken und der Pflegeperson mit den üblichen desinfizierenden Lösungen nicht zuverlässig desinfiziert werden?	**547.** Weil die Einwirkungszeit der desinfizierenden Lösungen zu kurz ist.
548. Was kann daher als ausreichender Ersatz der Desinfektion der Finger bzw. Hände gelten?	**548.** Eine gründliche Reinigung derselben mit warmem Wasser und Seife unter Zuhilfenahme von Handbürste und Nagelreiniger, und zwar 5 Minuten lang.

d) Die Desinfektion am Krankenbett (laufende Desinfektion) bei Körnerkrankheit, Kindbettfieber und sonstigen Wundinfektionskrankheiten, Tripper (insbesondere Augentripper des Neugeborenen).

549. Wie sind die Absonderungen der Körner- und Augentripperkranken zu desinfizieren?	**549.** Schleimige und eitrige Absonderungen der Bindehäute der Augen und Nasenschleim sind in Wattebäuschen, Leinen- oder Mullläppchen und dergleichen aufzufangen, welche sofort verbrannt oder, wenn dies nicht angängig ist, 2 Stunden lang in Gefäße gelegt werden, die mit 5%iger Kresolseifenlösung oder 2%iger Sanatollösung gefüllt sind.
550. Worauf ist hierbei zu achten?	**550.** Daß sie von der Flüssigkeit vollständig bedeckt sind.

Frage:	**Antwort:**
551. Wie sind die benutzten Verbandstücke bzw. die Unterlagen und Vorlagen der Wöchnerinnen zu behandeln?	**551.** Sie sind in der gleichen Weise zu behandeln.
552. Wie sind Bett- und Leibwäsche und persönliche Gebrauchsgegenstände zu desinfizieren (bei Tripper für gewöhnlich nicht nötig)?	**552.** Sie sind auszukochen oder 2 Stunden lang in Gefäße mit 5%iger Kresolseifenlösung oder 2%iger Sanatollösung zu legen, so daß sie vollständig von der Flüssigkeit bedeckt sind. Es empfiehlt sich, weiße und bunte Wäsche in verschiedene Gefäße zu legen.
553. Wie sind Taschentücher und Handtücher von Körner- und Tripperkranken zu desinfizieren?	**553.** Sie sind in der gleichen Weise wie Bett- und Leibwäsche zu desinfizieren.
554. Was ist hinsichtlich der Badeschwämme zu beachten?	**554.** Sie dürfen bei diesen Kranken überhaupt nicht benutzt werden.
555. Wie sind die von den Kranken benutzten Waschgeräte und Badewannen zu desinfizieren, wenn sie ausnahmsweise von anderen benutzt werden sollen?	**555.** Sie sind mit 5%iger Kresolseifenlösung oder 2%iger Sanatollösung auszuscheuern und mit Wasser gründlich nachzuspülen.
556. Wie werden Zahn- und Nagelbürsten desinfiziert?	**556.** Sie werden 2 Stunden lang in eine 2%ige Sagrotan- oder 2%ige Sanatollösung oder 1%ige Formaldehydlösung gelegt und dann mit Wasser gründlich nachgespült.
557. Welche gesetzliche Bestimmung gilt in Preußen für Hebammen und Wochenbettpflegerinnen, welche bei einer an Kindbettfieber Erkrankten während der Entbindung oder im Wochenbett tätig sind bzw. tätig gewesen sind?	**557.** Diesen Hebammen und Wochenbettpflegerinnen ist während der Dauer dieser Beschäftigung und einer Frist von 8 Tagen nach Beendigung derselben jede anderweite Tätigkeit als Hebamme oder Wochenbettpflegerin untersagt, sofern nicht der beamtete Arzt eine frühere Wiederaufnahme der Tätigkeit für unbedenklich erklärt.
558. Unter welcher Bedingung ist ihnen die Wiederaufnahme ihrer Tätigkeit bei einer anderen Gebärenden bzw. Wöchnerin überhaupt nur gestattet?	**558.** Erst nachdem sie sich selbst (womöglich im Vollbade), ihre Wäsche, Kleidung und Instrumente einer gründlichen Reinigung und Desinfektion nach Anweisung des beamteten Arztes unterzogen haben.

c) Die Desinfektion am Krankenbett (laufende Desinfektion) bei Milzbrand, Papageienkrankheit und Rotz.

559. Wovon hängt die Desinfektion bei Milzbrand ab?	**559.** Von der Lokalisation der Milzbranderkrankung, d. h. davon, ob es sich um Hautmilzbrand, Lungen- oder Darmmilzbrand handelt.

Frage:	Antwort:
560. Wie gestaltet sich die Desinfektion bei **Hautmilzbrand**?	**560.** In der gleichen Weise wie bei Kindbettfieber.
561. Wir wird zweckmäßig bei **Lungenmilzbrand** desinfiziert?	**561.** In ähnlicher Weise wie bei der Diphtherie, gegebenenfalls wie bei der Lungenpest.
562. Wie ist bei **Darmmilzbrand** zu desinfizieren?	**562.** In ähnlicher Weise wie beim Typhus.
563. Wie gestaltet sich die Desinfektion bei der **Papageienkrankheit**?	**563.** In ähnlicher Weise wie bei der Lungenpest.
564. Wie ist bei **Rotz** zu desinfizieren?	**564.** In ähnlicher Weise wie bei der Drüsen- und Lungenpest.
565. Bei wem hat sich der Desinfektor bei diesen seltenen Erkrankungsfällen des Menschen an Milzbrand, Papageienkrankheit oder Rotz genaueste Anweisungen hinsichtlich der Ausführung der Desinfektion zu holen?	**565.** Bei dem zuständigen Amtsarzt.
566. Was muß als oberster Grundsatz bei der laufenden Desinfektion, sowohl bei den gemeingefährlichen wie übertragbaren Krankheiten gelten?	**566.** Nichts darf undesinfiziert das Krankenzimmer verlassen.
567. Welche Gegenstände hat der Desinfektor immer mitzuführen, wenn er mit der Ausführung oder Überwachung der laufenden Desinfektion beauftragt wird?	**567.** Die in der Anlage A verzeichneten Gegenstände.
568. Welche Punkte hat der Desinfektor bzw. Pfleger bei der Ausführung der laufenden Desinfektion besonders zu beachten?	**568.** Die in der Anlage A verzeichneten Punkte.

f) Die Desinfektion von Krankentransportmitteln nach der Benutzung bei übertragbaren Krankheiten.

Frage:	Antwort:
569. Wie sind Krankenwagen und Krankentragen vor der Verunreinigung mit Absonderungen bzw. Stuhlentleerungen des Kranken nach Möglichkeit zu schützen?	**569.** Durch waschbare Tücher.

Frage:	**Antwort:**
570. Wie sind die **Kranken-wagen** zu desinfizieren, wenn eine **Beschmutzung** erfolgt ist?	**570.** Ist eine Beschmutzung erfolgt, so sind die beschmutzten Stellen und Teile mit 5%iger Kresolseifenlösung oder 2%iger Sanatollösung zu desinfizieren; Decken, Kissen und Polster, soweit sie nicht mit Leder überzogen sind, sind mit Wasserdampf zu desinfizieren.
571. Wie sind **Krankenwa-gen und Krankentragen,** auch ohne daß eine sichtbare Beschmutzung erfolgt ist, nach jedem **Transport eines Kran-ken** zu desinfizieren?	**571.** Die beim Transport benutzten Tücher und Kissenbezüge sind durch Auskochen oder im Dampf, sowie Decken und Kissen, die nicht durch Tücher oder Bezüge vor einer Verunreinigung geschützt waren, im Dampf zu desinfizieren. Ferner sind mit Wachstuch oder Leder bezogene Polster und endlich der Fußboden des Wagens mit Lappen, die mit 5%iger Kresolseifenlösung oder 2%iger Sanatollösung getränkt sind, abzuwaschen bzw. aufzuwischen.
572. Welche Desinfektionslö-sung ist nach einem Transport wegen Lungentuberkulose zu verwenden?	**572.** Eine 5%ige Alkalysollösung, ferner auch eine 2%ige Sagrotan- oder 2%ige Sanatollösung oder eine 6%ige Rohchloraminlösung.
573. Wie ist mit **Droschken** und anderen **Personen-fahrzeugen,** soweit sie ausnahmsweise haben benutzt werden müssen, zu verfahren?	**573.** Sie sind in der gleichen Weise wie Krankenwagen und Krankentragen zu behandeln.

B. Die Schlußdesinfektion.

1. Die Schlußdesinfektion bei den gemeingefährlichen Krankheiten Aussatz, Cholera, Pest und Pocken.

574. Worauf hat sich die Schlußdesinfektion zu erstrek-ken?	**574.** Außer auf die bei der laufenden Desinfektion zu berücksichtigenden Gegenstände noch auf die bis dahin der Desinfektion noch nicht unterworfenen Gegenstände.
575. Wie werden **nicht wasch-bare Kleidungsstücke, Fe-derbetten, wollene Dek-ken, Matratzen ohne Holz-rahmen, Bettvorleger, Gar-dinen, Teppiche, Tisch-decken** u. dgl. desinfiziert?	**575.** Sie werden in Dampfapparaten oder mit Formaldehydgas[1]) desinfiziert.

---

[1]) Bei Cholera kann eine Desinfektion mit Formaldehydgas ganz unterbleiben.

Frage:	**Antwort:**
576. Wie werden Holzteile von Bettstellen, Nachttischen und anderen Möbeln sowie ähnliche Gegenstände desinfiziert?	**576.** Sie werden entweder sorgfältig und wiederholt mit Lappen abgerieben, die mit 5%iger Kresolseifenlösung[1]) oder 2%iger Sanatollösung[2]) befeuchtet sind, oder sie werden mit Formaldehydgas[3]) desinfiziert.
577. Wie werden Metallteile von Bettstellen und Möbeln desinfiziert?	**577.** Mit 5%iger Kresolseifenlösung oder 2%iger Sanatollösung oder 1%iger Formaldehydlösung.
578. Wie werden Sammet-, Plüsch- und ähnliche Möbelbezüge desinfiziert?	**578.** Sie werden entweder mit 5%iger Kresolseifenlösung oder 2%iger Sanatollösung oder 1%iger Formaldehydlösung durchfeuchtet, feucht gebürstet und ausgiebig gelüftet oder mit Formaldehydgas[3]) desinfiziert.
579. Wie werden Gegenstände aus Leder oder Gummi (Stiefel, Gummischuhe) u. dgl. desinfiziert?	**579.** Sie werden sorgfältig und wiederholt mit Lappen abgerieben, die mit 5%iger Kresolseifenlösung oder 2%iger Sanatollösung befeuchtet sind.
580. Wie wird Pelzwerk desinfiziert?	**580.** Pelzwerk wird auf der Haarseite mit 5%iger Kresolseifenlösung oder 2%iger Sanatollösung oder 1%iger Formaldehydlösung durchfeuchtet, feucht gebürstet, zum Trocknen hingehängt und womöglich gesonnt.
581. Wie können Leder- und Pelzsachen, wertvolle Kleider, Uniformen u. dgl. sonst noch desinfiziert werden?	**581.** Mit trockener Hitze in besonderen Apparaten (siehe Nr. 309 bis 311).
582. Wie werden Bücher, Akten, Bilderbogen u. dgl. desinfiziert?	**582.** Sie werden, wenn wertlos, verbrannt, sonst mit Formaldehydgas[3]) oder trockener Hitze in besonderen Apparaten (siehe Nr. 309 bis 311) desinfiziert.
583. Wie werden Spielsachen desinfiziert?	**583.** Leicht brennbare Spielsachen von geringem Werte werden verbrannt; andere Spielsachen von Holz oder Metall werden gründlich mit Lappen abgerieben, welche mit 2%iger Sagrotan- oder mit 2%iger Sanatollösung oder 1%iger Formaldehydlösung befeuchtet sind und alsdann getrocknet.
584. Was hat mit vorgefundenen Arzneien zu geschehen?	**584.** Sie sind in das Klosett zu schütten, nachdem vorher die Umhüllung mit 5%iger Kresolseifenlösung oder 2%iger Sanatollösung desinfiziert worden ist.

---

[1]) An Stelle der 5%igen Kresolseifenlösung können auch eine 2%ige seifenhaltige Sagrotan-, 2%ige Lavasteril- oder 2%ige Baktollösung verwendet werden. Der Kürze halber sind die letzteren drei Lösungen im Nachfolgenden nicht mehr aufgeführt.

[2]) An Stelle der 2%igen Sanatollösung können geeignetenfalls auch eine 5%ige Lösung von Liquor Cresoli „Grünau" oder eine 5%ige Lösung von Lysol seifenfrei, ferner auch eine 2%ige Pangrollösung oder eine 2%ige Lösung von Sagrotan seifenfrei oder eine 2%ige Aquazidlösung verwendet werden. Der Kürze halber sind letztere fünf Lösungen im Nachfolgenden nicht mehr aufgeführt (siehe auch das Merkblatt des Reichsgesundheitsamtes betreffend seifenfreie Desinfektionsmittel).

[3]) Bei Cholera kann eine Desinfektion mit Formaldehydgas ganz unterbleiben.

Frage:	**Antwort:**
585. Was darf dagegen niemals mit vorgefundenen Arzneien geschehen?	**585.** Sie dürfen niemals verbrannt werden, weil dadurch unter Umständen eine Explosion veranlaßt werden kann (chlorsaures Kali, spirituöse und ätherhaltige Flüssigkeiten).
586. Wie ist mit Leichen zu verfahren?	**586.** Leichen sind in Tücher zu hüllen, die in 5%iger Kresolseifenlösung oder 2%iger Sanatollösung getränkt sind, und alsdann in dichte Särge zu legen, die am Boden mit einer reichlichen Schicht Sägemehl, Torfmull oder anderen aufsaugenden Stoffen bedeckt sind.
587. Auf welche Stellen und Gegenstände des Raumes ist bei der Schlußdesinfektion besondere Sorgfalt zu verwenden?	**587.** Auf die Lagerstellen und die in ihrer Umgebung auf wenigstens 2 m Entfernung befindlichen Gerätschaften, ferner auf Wand- und Fußbodenflächen, Türen und Fenster.
588. Womit werden diese Stellen und Gegenstände desinfiziert?	**588.** Sie werden mittels Lappen, die mit 5%iger Kresolseifenlösung oder 2%iger Sanatollösung getränkt sind, gründlich abgewaschen oder auf andere Weise mit der Desinfektionsflüssigkeit gründlich befeuchtet.
589. Wie werden Spalten, Risse und Fugen in Wänden und Fußböden desinfiziert?	**589.** Sie werden gründlich mit 5%iger Kresolseifenlösung oder 2%iger Sanatollösung befeuchtet.
590. Wie werden freiliegende Flächen, an denen Krankheitskeime vermutlich oberflächlich oder nur in geringer Tiefe haften, desinfiziert?	**490.** Durch die Räucherung mit Formaldehydgas.
591. Was ist Voraussetzung für die Wirksamkeit der Desinfektion mittels Formaldehydgas?	**591.** Daß es sich um allseitig gut abschließbare Räume handelt, und daß gleichzeitig genügend Wasser verdampft wird.
592. Was hat der Desinfektor am Schlusse jeder Wohnungsdesinfektion noch zu tun?	**592.** Er hat die desinfizierten Räumlichkeiten mit heißem Seifenwasser in ausreichender Menge zu spülen und gründlich zu lüften.
593. Worauf hat er ferner noch zu achten?	**593.** Daß getünchte Wände einen frischen Kalkanstrich erhalten und etwa vorhandene Fußböden mit Lehmschlag reichlich mit Kalkmilch bestrichen werden.

Besondere Vorschriften für die Desinfektion von
Eisenbahnwagen, Brunnen, Schiffen und Flößen[1]).

Frage:	**Antwort:**
594. Wie werden Eisenbahn-, Personen- und Güterwagen desinfiziert?	**594.** In entsprechender Weise wie Krankenräume oder Personenfahrzeuge nach näherer Anweisung des Amtsarztes bzw. Bahnarztes.

[1]) Sinngemäß auch bei den übertragbaren Krankheiten nach näherer Anweisung des beamteten Arztes anwendbar.

Frage:	**Antwort:**
595. Wie werden Kesselbrunnen desinfiziert?	**595.** Durch reichliches Eingießen von Kalkmilch oder Chlorkalkmilch und Bestreichen der inneren Wände des Kesselbrunnens mit einem dieser Mittel.
596. Wie werden Röhrenbrunnen desinfiziert?	**596.** Am besten durch Einleiten von strömendem Wasserdampf, unter Umständen auch durch chemische Mittel nach näherer Anweisung des beamteten Arztes.
597. Wie wird Trink-, Gebrauchs- und Ballastwasser auf Schiffen desinfiziert?	**597.** Mit Kalkmilch oder Chlorkalkmilch.
598. Wieviel Kalkmilch ist dem Wasser hinzuzusetzen?	**598.** 2 l Kalkmilch zu je 100 l des Wassers unter sorgfältigem und wiederholtem Umrühren.
599. Wieviel Chlorkalkmilch ist dem Wasser hinzuzusetzen?	**599.** Von Chlorkalkmilch sind nur 10 ccm auf je 100 l Wasser unter sorgfältigem und wiederholtem Umrühren hinzuzusetzen.
600. Wie lange muß die Kalkmilch bzw. die Chlorkalkmilch auf das zu desinfizierende Wasser einwirken?	**600.** Die Kalkmilch muß wenigstens 1 Stunde, die Chlorkalkmilch wenigstens $^1/_2$ Stunde auf das zu desinfizierende Wasser einwirken.
601. Womit können Trink- und Gebrauchswässer noch auf andere Weise desinfiziert werden?	**601.** Durch hinreichend langes Einleiten von heißem Wasserdampf nach näherer Anweisung des Amtsarztes oder durch Kochen in Töpfen.
602. Wie geschieht die Desinfektion des Bilgeraumes von Schiffen mit seinem Inhalt?	**602.** Sie geschieht durch Kalkmilch, die mit 9 Teilen Wasser verdünnt ist (Kalkbrühe), in folgender Weise: In diejenigen Teile des Bilgeraumes, die leicht durch Abheben der Garnierungen und der Flurplatten zugänglich gemacht werden können (Maschinen- und Kesselraum, leere Laderäume), ist an möglichst vielen Stellen Kalkbrühe eimerweise hineinzugießen. Durch Umrühren mit Besen muß die Kalkbrühe kräftig mit dem Bilgewasser vermischt und überall, auch an die Wände des Bilgeraumes, angetüncht werden.
603. Wie wird die Desinfektion des Bilgeraumes bewerkstelligt, wo er nicht frei zugänglich ist?	**603.** Überall da, wo der Bilgeraum nicht frei zugänglich ist, wird durch die von Deck herunterführenden Pumpen (Notpumpen) u. Peilrohre soviel Kalkbrühe eingegossen, bis sie den Bilgeraum, ohne die Ladung zu berühren, anfüllt.
604. Wie ist dabei im einzelnen zu verfahren?	**604.** a) Der Wasserstand in den Peilrohren wird gemessen; b) 100 bis 200 Liter Kalkbrühe — je nach der Größe des Schiffes oder der einzelnen Abteilungen — werden eingefüllt; c) der Wasserstand in den Peilrohren wird wieder gemessen.

Frage:	**Antwort:**
605. Was ist anzunehmen, wenn ein erhebliches Ansteigen des Wassers in den Peilrohren nunmehr gemessen wird?	**605.** Ein erhebliches Ansteigen des Wassers in den Peilrohren deutet darauf hin, daß sich irgendwo die Verbindungslöcher der einzelnen Abschnitte des Bilgeraumes verstopft haben, so daß keine freie Zirkulation des Wassers stattfindet.
606. Was hat in solchen Fällen zu geschehen?	**606.** In solchen Fällen muß wegen der Gefahr des Überlaufens der Kalkbrühe und der dadurch bedingten Beschädigung der Ladung das Einfüllen unterbrochen werden. Die Desinfektion des Bilgeraumes kann dann erst bei leerem Schiff stattfinden.
607. Wieviel Kalkbrühe ist einzufüllen, wenn ein nur langsames Ansteigen des Wasserstandes in den Peilrohren gemessen wird?	**607.** Es ist soviel Kalkbrühe einzufüllen, als der Bilgeraum ohne Schaden für die Ladung vertragen kann. Im allgemeinen sind auf 1 m Schiffslänge erforderlich: bei Holzschiffen 40 bis 60 l, bei eisernen Schiffen 60 bis 120 l Kalkbrühe.
608. Wie ist auf Schiffen mit getrennten Abteilungen zu verfahren?	**608.** Auf Schiffen mit getrennten Abteilungen muß jede Abteilung für sich desinfiziert werden.
609. Nach wieviel Stunden kann die mit Kalkbrühe vermischte Bilge wieder entleert werden?	**609.** Nach 12 Stunden.
610. Wie geschieht die Desinfektion von Flößen?	**610.** Die von Kranken oder Krankheitsverdächtigen benutzten Hütten werden verbrannt, soweit sie nicht einer Desinfektion mit 5%iger Kresolseifenlösung oder 2%iger Sanatollösung oder mit Kalkmilch unterworfen werden können; das Lagerstroh wird verbrannt.
611. Wie werden die Umgebung der Hütten und die Stellen, die augenscheinlich mit Ausscheidungen beschmutzt sind, desinfiziert?	**611.** Sie werden durch reichliches Übergießen mit Kalkmilch oder Chlorkalkmilch desinfiziert.

2. Die Schlußdesinfektion
bei den hauptsächlichsten übertragbaren Krankheiten.

| **612.** Bei welchen zwei Gruppen von übertragbaren Krankheiten soll von einer Schlußdesinfektion unter Zuhilfenahme der Formaldehyd- oder Dampfdesinfektion in der Regel abgesehen werden? | **612.** 1. Bei Diphtherie, übertragbarer Genickstarre, Keuchhusten, Scharlach, übertragbarer Gehirnentzündung und übertragbarer Kinderlähmung.
 2. Bei Typhus, Paratyphus, bakterieller Lebensmittelvergiftung, Ruhr und Weilscher Krankheit. |

Frage:	Antwort:
613. Bei welcher Krankheit muß dagegen noch häufig eine Dampfdesinfektion bei der Schlußdesinfektion zu Hilfe genommen werden?	**613.** Bei der Tuberkulose.
614. Bei welchen Krankheiten ist für gewöhnlich eine Schlußdesinfektion überhaupt entbehrlich?	**614.** Bei Körnerkrankheit, Kindbettfieber und sonstigen Wundinfektionskrankheiten.
615. Bei welchen Krankheiten muß der Desinfektor besondere Anweisungen für den einzelnen Fall von dem zuständigen Amtsarzt einholen?	**615.** Bei Milzbrand, Papageienkrankheit und Rotz.

a) Die Schlußdesinfektion bei Diphtherie, übertragbarer Genickstarre, Keuchhusten, Scharlach, übertragbarer Gehirnentzündung[1]) und übertragbarer Kinderlähmung[1]).

(Auch bei Masern, Influenza und Keuchhusten anwendbar.)

Frage:	Antwort:
616. Worauf hat sich die Schlußdesinfektion zu erstrecken?	**615.** Sie hat sich auf alle Gegenstände zu erstrecken, die mutmaßlich mit Absonderungen des Kranken verunreinigt sind.
617. Wie ist mit den Überzügen der Betten und den Bettlaken zu verfahren?	**617.** Die Überzüge der Betten sind abzuziehen und ebenso wie die Bettlaken sofort auszukochen oder für 2 Stunden in 5%ige Kresolseifenlösung[2]) oder 2%ige Sanatollösung[3]) zu legen; nachher sind sie in Wasser zu spülen.
618. Wie sind die Betten, Matratzen und Strohsäcke zu desinfizieren?	**618.** Sie sind herauszunehmen und mit 5%iger Kresolseifenlösung oder 2%iger Sanatollösung gründlich abzureiben oder abzubürsten.
619. Wie ist mit der Bettstelle, dem Nachttisch und anderen im Bereich des Kranken befindlichen Gegenständen sowie mit der Wandfläche in der Nähe des Bettes zu verfahren?	**619.** Alle diese Gegenstände sowie die Wandfläche in der Nähe des Bettes sind mit 5%iger Kresolseifenlösung oder 2%iger Sanatollösung abzuwaschen bzw. abzureiben.

---

[1]) Hierbei hat noch die Desinfektion des Aborts zu erfolgen (s. Frage 637).

[2]) An Stelle der 5%igen Kresolseifenlösung können auch eine 2%ige seifenhaltige Sagrotan-, 2%ige Lavasteril- oder 2%ige Baktollösung verwendet werden. Der Kürze halber sind die letzteren drei Lösungen im Nachfolgenden nicht mehr aufgeführt.

[3]) An Stelle der 2%igen Sanatollösung können geeignetenfalls auch eine 5%ige Lösung von Liquor Cresoli „Grünau" oder eine 5%ige Lösung von Lysol seifenfrei, ferner auch eine 2%ige Pangrollösung oder eine 2%ige Lösung von Sagrotan seifenfrei oder eine 2%ige Aquazidlösung verwendet werden. Der Kürze halber sind letztere fünf Lösungen im Nachfolgenden nicht mehr aufgeführt (siehe auch das Merkblatt des Reichsgesundheitsamtes betreffend seifenfreie Desinfektionsmittel).

Frage:	**Antwort:**
620. Was hat mit dem Fußboden und den Scheuerleisten des Krankenzimmers zu geschehen?	**620.** Sie sind ebenfalls mit 5%iger Kresolseifenlösung oder 2%iger Sanatollösung aufzuwischen.
621. Wie sind die von dem Kranken benutzten Waschbecken und Badewannen zu desinfizieren?	**621.** Sie sind mit 5%iger Kresolseifenlösung oder 2%iger Sanatollösung auszuscheuern und mit Wasser gründlich nachzuspülen.
622. Wie sind Zahn- und Nagelbürsten zu desinfizieren?	**622.** Sie sind 2 Stunden lang in eine 2%ige Sagrotan- oder eine 2%ige Sanatollösung oder in eine 1%ige Formaldehydlösung zu legen und dann mit Wasser gründlich nachzuspülen.
623. Was hat mit Eß- und Trinkgeschirr zu geschehen?	**623.** Es ist 15 Minuten lang in Wasser oder 2%iger Sodalösung auszukochen. Messer, Gabeln und sonstige Geräte, die das Auskochen nicht vertragen, sind für 2 Stunden in eine 2%ige Sagrotan- oder 2%ige Sanatollösung oder in eine 1%ige Formaldehydlösung zu legen, dann mit Wasser gründlich nachzuspülen und trocken zu reiben.
624. Wie sind Spielsachen zu desinfizieren?	**624.** Sie sind, soweit sie nicht verbrannt werden, mit 2%iger Sagrotan- oder 2%iger Sanatollösung oder 1%iger Formaldehydlösung abzureiben und danach mit Wasser abzuwaschen.
625. Wie ist mit den von den Kranken gebrauchten Büchern und Bilderbüchern zu verfahren?	**625.** Sie sind mit 2%iger Sagrotan- oder 2%iger Sanatollösung abzureiben. Wertvolle Bücher sind statt dessen 8 Wochen verschlossen zu halten, bevor sie wieder gebraucht werden.
626. Was hat mit den während der Krankheit oder kurz vorher getragenen Kleidern zu geschehen?	**626.** Sie sind mit 2%iger Sagrotan- oder 2%iger Sanatollösung abzureiben oder abzubürsten.
627. Wie sind Leibwäsche, Taschentücher und Handtücher zu desinfizieren?	**627.** Sie sind für 2 Stunden in 5%ige Kresolseifenlösung oder 2%ige Sanatollösung zu legen, um dann wie gewöhnlich gewaschen zu werden.
628. Unter welchen Umständen können auch noch andere als die aufgeführten Gegenstände einer Schlußdesinfektion unterzogen werden?	**628.** Dann, wenn vom Arzt oder Amtsarzte weitergehende Maßnahmen für erforderlich erklärt werden.
629. In welchen Fällen werden weitergehende Maßnahmen in Betracht kommen?	**629.** In solchen Fällen, wo die Gefahr der Weiterverbreitung der Krankheit ungewöhnlich groß ist, z. B. in Pensionaten, ebenso in überfüllten und besonders in unsauberen Wohnungen.

Frage: | **Antwort:**

630. Worauf wird sich in solchen Fällen die Desinfektion zu erstrecken haben?

630. Auf die Desinfektion des ganzen Krankenzimmers und der in ihm enthaltenen Gegenstände, erforderlichenfalls unter Zuhilfenahme der Formaldehyd- und der Dampfdesinfektion.

b) Die Schlußdesinfektion bei Typhus, Paratyphus, bakterieller Lebensmittelvergiftung, Ruhr und Weil'scher Krankheit.

631. Worauf hat sich die Schlußdesinfektion zu erstrecken?

631. Sie hat sich auf alle Gegenstände zu erstrecken, die mutmaßlich mit Absonderungen des Kranken verunreinigt sind.

632. Wie ist mit den Überzügen der Betten und den Bettlaken zu verfahren?

632. Die Überzüge der Betten sind abzuziehen und ebenso wie die Bettlaken sofort auszukochen oder für 2 Stunden in 5%ige Kresolseifenlösung oder 2%ige Sanatollösung zu legen, nachher in Wasser zu spülen.

633. Wie können weiße Überzüge und Bettlaken ebenfalls desinfiziert werden?

633. In 1%iger Rohchloraminlösung.

634. Wie sind die Betten, Matratzen und Strohsäcke zu desinfizieren?

634. Sie sind herauszunehmen und mit 5%iger Kresolseifenlösung oder 2%iger Sanatollösung gründlich abzureiben oder abzubürsten. Bei stärkerer Verschmutzung sind sie im Dampf zu desinfizieren.

635. Wie ist mit der Bettstelle, dem Nachttisch und anderen im Bereich des Kranken befindlichen Gegenständen sowie mit der Wandfläche in der Nähe des Bettes zu verfahren?

635. Alle diese Gegenstände sowie die Wandfläche in der Nähe des Bettes sind mit 5%iger Kresolseifenlösung oder 2%iger Sanatollösung abzuwaschen bzw. abzureiben.

636. Was hat mit dem Fußboden und den Scheuerleisten des Krankenzimmers zu geschehen?

636. Sie sind mit 5%iger Kresolseifenlösung oder 2%iger Sanatollösung oder 1%iger Rohchloraminlösung aufzuwischen.

637. Wie sind Sitzbrett, Decken, Türgriff und Fußboden des Aborts zu desinfizieren?

637. Sie sind mittels Lappen, die mit 5%iger Sanatollösung oder 1%iger Rohchloraminlösung getränkt sind, abzuwaschen.

638. Wie sind die von dem Kranken benutzten Waschbecken und Badewannen zu desinfizieren?

638. Sie sind mit 5%iger Kresolseifen- oder 2%iger Sanatollösung oder 1%iger Rohchloraminlösung auszuscheuern.

639. Wie sind Zahn- und Nagelbürsten zu desinfizieren?

639. Sie sind 2 Stunden lang in eine 2%ige Sagrotan- oder 2%ige Sanatol- oder 1%ige Formaldehydlösung zu legen und dann mit Wasser gründlich nachzuspülen.

Frage:	**Antwort:**
640. Was hat mit Eß- und Trinkgeschirr zu geschehen?	**640.** Es ist 15 Minuten lang in Wasser oder 2%iger Sodalösung auszukochen. Messer, Gabeln und sonstige Geräte, die das Auskochen nicht vertragen, sind für 2 Stunden in 2%ige Sagrotan- oder 2%ige Sanatol- oder 1%ige Formaldehydlösung zu legen und dann mit Wasser nachzuspülen und trocken zu reiben.
641. Wie ist mit der getragenen Leibwäsche, sowie gebrauchten Handtüchern zu verfahren?	**641.** Sie sind auszukochen oder für 2 Stunden in 5%ige Kresolseifenlösung oder 2%ige Sanatollösung zu legen und dann wie gewöhnlich zu waschen. Sofern es sich um weiße Wäsche handelt, kann sie auch für wenigstens 2 Stunden in 1%ige Rohchloraminlösung gelegt werden.
642. Unter welchen Umständen können auch noch andere als die aufgeführten Gegenstände einer Schlußdesinfektion unterzogen werden?	**642.** Dann, wenn vom Arzt oder beamteten Arzt weitergehende Maßnahmen für erforderlich erklärt werden.
643. In welchen Fällen werden weitergehende Maßnahmen in Betracht kommen?	**643.** In solchen Fällen, wo die Gefahr der Weiterverbreitung der Krankheit ungewöhnlich groß ist, wie in Lebensmittelbetrieben, in Pensionaten und in überfüllten und besonders in unsauberen Wohnungen.
644. Worauf wird sich in solchen Fällen die Desinfektion zu erstrecken haben?	**644.** Auf die Desinfektion des ganzen Krankenzimmers und der in ihm enthaltenen Gegenstände, erforderlichenfalls unter Zuhilfenahme der Dampfdesinfektion.

c) Die Schlußdesinfektion bei Tuberkulose.

645. Welche zwei verschiedene Fälle unterscheidet man mit Bezug auf die Art der Ausführung der Schlußdesinfektion bei Tuberkulose?	**645.** 1. Den Fall, daß der Kranke in ein Krankenhaus überführt oder verstorben ist; 2. den Fall, daß der Kranke seine Wohnung gewechselt hat.
646. Worauf hat sich die Schlußdesinfektion zu erstrecken, sofern der Kranke in ein Krankenhaus überführt oder verstorben ist?	**646.** Sie hat sich auf alle Gegenstände zu erstrecken, die mit Auswurfteilchen verunreinigt sein können, ausgenommen die Gegenstände, welche während der letzten Zeit der Krankheit bereits zuverlässig desinfiziert sind.
647. Was ist vor allem bei der Schlußdesinfektion zu berücksichtigen?	**647.** Das Bett.

Frage:	**Antwort:**
648. Wie ist mit den Überzügen der Betten und den Bettlaken zu verfahren?	**648.** Die Überzüge des Bettes und die Bettlaken sind abzuziehen, auszukochen oder für 4 Stunden in 5%ige Alkalysollösung[1]), 2%ige Sagrotan-, 2%ige Sanatol- oder 6%ige Rohchloraminlösung zu legen; nachher in Wasser zu spülen.
649. Wie sind Betten, Matratzen und Strohsäcke zu desinfizieren?	**649.** Sie sind herauszunehmen und mit 5%iger Alkalysol-, 2%iger Sagrotan- oder 2%iger Sanatollösung gründlich abzureiben oder abzubürsten.
650. Wie ist mit der Bettstelle, dem Nachttisch und anderen im Bereich des Kranken befindlichen Gegenständen sowie mit der Wandfläche in der Nähe des Bettes zu verfahren?	**650.** Alle diese Gegenstände sowie die Wandfläche in der Nähe des Bettes sind mit 5%iger Alkalysollösung oder 6%iger Rohchloraminlösung abzuwaschen, abzureiben bzw. zu befeuchten.
651. Was hat mit dem Fußboden und den Scheuerleisten des Krankenzimmers zu geschehen?	**651.** Sie sind ebenfalls mit 5%iger Alkalysol- oder 6%iger Rohchloraminlösung aufzuwischen.
652. Wie sind der Waschtisch und seine Ausrüstung zu desinfizieren?	**652.** Der Waschtisch und seine Ausrüstung sind mit 5%iger Alkalysol- oder 6%iger Rohchloraminlösung auszuscheuern.
653. Wie ist mit Zahn- und Nagelbürsten zu verfahren?	**653.** Sie sind 4 Stunden in 5%ige Alkalysol- oder 6%ige Rohchloraminlösung zu legen und dann gründlich mit Wasser nachzuspülen.
654. Wie sind die während der Krankheit getragenen Kleider zu desinfizieren?	**654.** Sie sind, soweit nur geringfügige, nicht sinnfällige Verunreinigung mit Auswurfteilchen in Betracht kommt, mit 2%iger Sagrotan- oder 2%iger Sanatollösung gründlich abzureiben oder abzubürsten; längere Zeit vom Kranken getragene, voraussichtlich stärker infizierte Kleidung ist in der Dampfdesinfektionsanstalt von den Tuberkelbazillen zu befreien.
655. Wie können getragene Leibwäsche, gebrauchte Taschentücher und Handtücher desinfiziert werden?	**655.** Sofern sie nicht stark beschmutzt sind, können sie durch $^1/_2$ Stunde langes Auskochen desinfiziert werden (siehe Nr. 536). Im übrigen sind sie in 5 % ige Alkalysollösung für 4 Stunden oder in 2 % ige Alkalysollösung für 10 Stunden einzulegen.
656. Mit welchen anderen chemischen Mitteln und in welcher Zeit können die letztgenannten Gegenstände noch desinfiziert werden?	**656.** Mit 2%iger Sagrotan- oder 2%iger Sanatollösung in 4 Stunden oder mit 4%iger Aquazidlösung in 12 Stunden.

[1]) An Stelle der 5%igen Alkalysollösung kann auch eine 5%ige T.B.-Bacillollösung verwendet werden. Letzteres wird von der Bacillofabrik Dr. Bode & Co. in Hamburg-Stellingen hergestellt.

Frage:	**Antwort:**
657. Wie können Eß- und Trinkgeschirr, Messer, Gabel und Löffel desinfiziert werden?	**657.** Durch $^1/_2$ Stunde langes Kochen in Wasser oder 2%iger Sodalösung oder, wenn die Gegenstände das Auskochen nicht vertragen, durch Einlegen in 2%ige Sagrotan- oder 2%ige Sanatollösung oder 1%ige Formaldehydlösung für 4 Stunden mit nachherigem Abspülen in Wasser und gründlichem Abtrocknen.
658. Unter welchen Umständen sollen auch noch andere als die aufgeführten Gegenstände einer Schlußdesinfektion unterzogen werden?	**658.** Dann, wenn vom Arzt oder beamteten Arzt weitergehende Maßnahmen für erforderlich erklärt werden.
659. In welchen Fällen werden weitergehende Maßnahmen in Betracht kommen?	**659.** In solchen Fällen, wo die Gefahr der Weiterverbreitung der Krankheit ungewöhnlich groß ist, wie in überfüllten und besonders in unsauberen Wohnungen und in Lebensmittelbetrieben.
660. Worauf wird in solchen Fällen die Schlußdesinfektion auszudehnen sein?	**660.** Auf die Desinfektion des ganzen Krankenzimmers und aller in ihm enthaltenen Gegenstände unter Zuhilfenahme der Dampfdesinfektion.
661. Worauf kann sich die Schlußdesinfektion beim Wohnungswechsel des Kranken im wesentlichen beschränken?	**661.** 1. Auf ein Scheuern des Fußbodens mit nachfolgendem Aufwischen mit 5%iger Alkalysol- oder 6%iger Rohchloraminlösung oder mit 2%iger Sagrotan- oder 2%iger Sanatollösung in den von dem Kranken benutzten Räumen; 2. auf ein gründliches Befeuchten mit 5%iger Alkalysol- oder 6%iger Rohchloraminlösung oder 2%iger Sagrotan- oder 2%iger Sanatollösung der an die Betten angrenzenden Teile der Wand, insbesondere an den Teilen, wo Spuren von Verunreinigung zu erkennen sind.
662. Was hat frühestens 4 Stunden nach der Desinfektion mit 5%iger Alkalysol- oder 6%iger Rohchloraminlösung od. 2%iger Sagrotan- oder 2%iger Sanatollösung noch zu erfolgen?	**662.** Eine gründliche Reinigung mit Seife und heißer Sodalösung, die auch auf die übrigen Wohnungsteile auszudehnen ist. (Mit Bezug auf letztere kann diese als ausreichende Desinfektion angesehen werden.)

d) Die Schlußdesinfektion bei Körnerkrankheit, Kindbettfieber und sonstigen Wundinfektionskrankheiten.

663. Wann kann auf eine Schlußdesinfektion bei Körnerkrankheit verzichtet werden?	**663.** Wenn nach ärztlichem Gutachten die laufende Desinfektion ordnungsmäßig durchgeführt worden ist.
664. Wie sind andernfalls die benutzten Handtücher und	**664.** Sie sind 2 Stunden lang in Gefäße mit 5%iger Kresolseifenlösung oder 2%ige Sana-

Frage:	**Antwort:**
Taschentücher, die Bett- und Leibwäsche des Kranken zu desinfizieren?	tollösung so zu legen, daß sie vollständig von der Flüssigkeit bedeckt sind.
665. Wie sind die von den Kranken benutzten Waschgeräte zu behandeln?	665. Sie sind mit 5%iger Kresolseifenlösung oder 2%iger Sanatollösung auszuscheuern.
666. Was hat mit Zahn- und Nagelbürsten zu geschehen?	666. Sie sind für 2 Stunden in 2%ige Sagrotan- oder 2%ige Sanatollösung oder 1%ige Formaldehydlösung zu legen und dann mit Wasser gründlich nachzuspülen.
667. Wann kann auch bei Kindbettfieber auf eine Schlußdesinfektion verzichtet werden?	667. Wenn eine vorschriftsmäßige laufende Desinfektion stattgefunden hat (siehe Nr. 549 bis 556).
668. Ist bei einer der sonstigen Wundinfektionskrankheiten für gewöhnlich eine Schlußdesinfektion erforderlich?	668. Nein.

e) Die Schlußdesinfektion bei Milzbrand, Papageienkrankheit und Rotz.

669. Wie hat sich der Desinfektor oder Pfleger zu verhalten, wenn er bei einem Falle von Milzbrand oder Rotz, die beim Menschen sehr selten auftreten, eine Schlußdesinfektion vornehmen soll?	669. Er muß für den einzelnen Fall von dem zuständigen Amtsarzt besondere Anweisungen einholen.
670. Warum müssen bei diesen beiden Krankheiten die auszuführenden Desinfektionsmaßnahmen jeweils dem einzelnen Fall angepaßt sein?	670. Weil diese beiden Krankheiten in verschiedenen Formen (siehe Nr. 559 bis 564) auftreten können.
671. Wie hat der Desinfektor oder Pfleger eine Schlußdesinfektion wegen Papageienkrankheit auszuführen?	671. Wie bei einem Fall von Lungenpest nach erbetener näherer Anweisung des Amtsarztes bzw. beamteten Tierarztes.

Die Formaldehyddesinfektion.

672. Welche Art der Schlußdesinfektion hat einer Formaldehyddesinfektion in jedem Falle vorauszugehen?	672. Eine chemisch-mechanische Schlußdesinfektion.
673. Welcher Apparat wird meist zur Verdampfung des Formalins benutzt?	673. Der sog. Breslauer Apparat (nach Prof. Flügge).

Frage:	Antwort:
674. Woraus besteht der Breslauer Apparat?	**674.** Aus einem Kessel, der zur Aufnahme der erforderlichen Formalin- und Wassermengen dient, aus einer Spirituslampe und einem Gestell für Kessel und Lampe.
675. Woraus besteht der Ammoniakentwickler?	**675.** Aus einem Kessel, der zur Aufnahme der erforderlichen Ammoniakmenge dient, aus einer Spirituslampe und einem Gestell für Kessel und Lampe.
676. Mit welchem Verfahren kann Formaldehyd auch ohne Anwendung eines besonderen Apparates entwickelt werden?	**676.** Mit dem Formalin-Kaliumpermanganatverfahren und dem Paraform-Kaliumpermanganatverfahren.
677. Weshalb haben die apparatlosen Verfahren keine allgemeine Verwendung gefunden?	**677.** Weil sie sich bei häufigerer Anwendung erheblich teurer stellen als die Apparatverfahren.
678. Woraus besteht der Arbeitsanzug des Desinfektors?	**678.** Aus einer Bluse aus Leinwand, einer Hose aus Leinwand, einer Leinwandmütze mit vorderem und hinterem Schirm, aus einem Paar Stiefel aus wasserdichter Leinwand mit Filzeinlagen.
679. Wann hat der Desinfektor seinen Arbeitsanzug anzulegen?	**679.** Vor dem Betreten des zu desinfizierenden Raumes.
680. Wie schützt sich der Desinfektor vor Ansteckung?	**680.** Er trägt während der ganzen Dauer der Desinfektion einen an einem Gummibande befestigten, vorher angefeuchteten Levantiner Schwamm vor Mund und Nasenlöchern.
681. Was hat der Desinfektor vor dem Betreten des zu desinfizierenden Raumes noch zu tun?	**681.** Er hat die desinfizierenden Lösungen in der vorgeschriebenen Art und in der voraussichtlich nötigen Menge für die chemisch-mechanische Desinfektion zu bereiten.
682. Wieviel Liter der desinfizierenden Lösungen sind zu bereiten?	**682.** Je nach Erfordernis 6 bis 20 l.
683. Worin ist die Lösung zu bereiten?	**683.** In den mitgebrachten Eimern.
684. Wozu hat der Desinfektor die desinfizierenden Lösungen (meist 5%ige Kresolseifenlösung bzw. 2%ige Sanatollösung) bei der Desinfektion des Krankenzimmers zu verwenden?	**684.** 1. Zum Einlegen von waschbaren Kleidungsstücken, Bettbezügen und beschmutzter Wäsche; 2. zum Abwaschen der Lagerstellen und ihrer Umgebung, zum Abwaschen beschmutzter Stellen des Fußbodens, der Wände, Türen, Möbel, Fensterrahmen usw.; 3. zur Desinfektion von Plüsch- u. ähnlichen Möbelüberzügen, Pelz-, Leder- u. Gummisachen, Holz- und Metallteilen usw.

Frage:

685. Welchen Apparat kann der Desinfektor mit Vorteil benutzen, wenn es sich darum handelt, Lagerstellen, Wände, Türen, Möbelflächen u. dgl. mit einer desinfizierenden Lösung abzuwaschen oder Plüsch- und ähnliche Möbelüberzüge, Pelz- und Lederteile u. dgl. mit einer solchen zu befeuchten?

686. Worauf ist nach der gründlichen Befeuchtung der besprengten Gegenstände noch zu achten?

687. Welche desinfizierenden Lösungen können mit der Desinfektionsspritze zerstäubt werden?

688. Was hat bei der Desinfektion eines Raumes mit Formaldehyd zunächst zu geschehen?

689. In welcher Weise wird das Desinfektionsgut vorbereitet?

690. In welcher Weise verfährt man zu diesem Zwecke mit den Möbeln?

691. Wie verfährt man zu dem nämlichen Zweck mit Betten, Decken, kleineren Teppichen u. dgl.?

692. Wie werden die Betten, Kissen usw. aufgehängt?

693. Wie werden Kleider, beispielsweise Röcke und Blusen, der Einwirkung des Formaldehydgases ausgesetzt?

Antwort:

685. Eine geeignete Desinfektionsspritze[1]), die eine feine Zerstäubung der desinfizierenden Lösung gestattet.

686. Darauf, daß die befeuchteten Gegenstände mit feuchten Lappen gründlich nachgerieben bzw. mit feuchter Bürste gründlich nachgebürstet werden.

687. Kresolseifen-, Alkalysol-, Sagrotan- und Chloraminlösungen.

688. Die Vorbereitung des Desinfektionsgutes.

689. Es wird so vorbereitet, daß das Formaldehydgas die ausgiebigste Gelegenheit hat, mit den Krankheitskeimen in Berührung zu kommen.

690. Die Bettstellen usw. werden von den Wänden abgerückt, die Schranktüren geöffnet, Schübe vollständig vorgezogen oder herausgenommen und an das betreffende Möbelstück angelehnt. Unter Möbel mit niedrigen Füßen werden an einer Seite Holzklötze geschoben.

691. Sie werden an einem Gestell oder an Wäscheleinen so aufgehängt, daß sie nirgends aufliegen, und daß enge Falten nicht gebildet werden.

692. Die Betten, Kissen usw. werden an den Zipfeln mit Bindfaden, der in 5%ige Kresolseifenlösung oder 2%ige Sanatollösung eingetaucht und wieder ausgewunden worden ist, umschlungen und damit freihängend befestigt.

693. Man hängt sie über Kleiderbügel, klappt die Rockkragen auf und wendet die Taschen nach außen um.

---

[1]) Zu beziehen durch Karl Stegemann, Deutscher Desinfektionsdienst, Berlin-Zehlendorf, Mörchinger Str. 90.

Frage:	**Antwort:**
694. Was hat mit vorgefundenen Taschentüchern zu geschehen?	**694.** Sie werden in 5%ige Kresolseifenlösung oder 2%ige Sanatollösung (gegebenenfalls in Rohchloraminlösung) gelegt.
695. Worauf ist bei der Vorbereitung des Desinfektionsgutes gleichzeitig Bedacht zu nehmen?	**695.** Daß die Gegenstände, die sich nicht zur Formaldehyddesinfektion eignen (Ausscheidungen des Kranken, Eß- und Trinkgeschirr u. dgl. mehr), auf die erforderliche Art desinfiziert, und daß gegebenenfalls die für die Dampfdesinfektion bestimmten Gegenstände in der gehörigen Weise verpackt werden.
696. Was hat der Desinfektor bei der Wohnungsdesinfektion mit Formaldehyd nach der Vorrichtung des Desinfektionsgutes zu tun?	**696.** Er hat den Raum sorgfältig abzudichten.
697. Was bezweckt die Abdichtung des Raumes?	**697.** Das Entweichen des Formaldehydgases möglichst zu verhindern.
698. Womit werden Fenster und Türen abgedichtet?	**698.** Fenster und Türen werden mit Wattestreifen, die in 5%ige Kresolseifenlösung oder 2%ige Sanatollösung getaucht und ausgedrückt sind, gedichtet.
699. Was geschieht mit Sprüngen in Fensterscheiben und Türen?	**699.** Sie sind mit Papier oder Kitt zu verkleben.
700. Wie werden Öfen gedichtet?	**700.** Die Ofentüren werden fest verschlossen, nachdem sie vorher mit Watte gedichtet worden sind. Grobe Sprünge in Öfen sind mit Papier oder Kitt zu verkleben. Bei eisernen Öfen ist es oft einfacher, das Rauchrohr abzunehmen, die Öffnung des Schornsteins zu verstopfen und dann mit Papier zu verkleben.
701. Was geschieht mit Luftheizungs-, Ventilations- und anderen Öffnungen in den Wänden?	**701.** Sie müssen mit Papier oder Kitt verklebt oder mit angefeuchteter Tafelwatte abgedichtet werden.
702. Was ist endlich noch zu verstopfen?	**702.** Die Schlüssellöcher, bis auf dasjenige der Außentür.
703. Weshalb bleibt dieses Schlüsselloch frei?	**703.** Weil durch dieses Schlüsselloch das Rohr zum Einleiten des Ammoniaks gesteckt wird.
704. Wie erfährt man die für einen Raum erforderlichen Formalin-, Wasser- und Spiritusmengen beim Breslauer Verfahren?	**704.** Man ermittelt den Inhalt des Raumes und liest dann aus der dem Breslauer Apparat beigegebenen (in den Anlagen C und E dieses Leitfadens abgedruckten) Tabelle die erforderlichen Mengen ab.

Frage:	Antwort
705. Wie ist der Apparat in dem zu desinfizierenden Raume aufzustellen?	**705.** Er ist so aufzustellen, daß er ein Öffnen der Tür ermöglicht und daß ein freier Raum von mindestens $^1/_2$ m um den Apparat verbleibt, damit jede Feuersgefahr ausgeschlossen ist.
706. Wie ist zu verfahren, wenn wegen Überfüllung des Zimmers eine völlig feuersichere Aufstellung des Apparates nicht möglich ist?	**706.** Der Apparat ist außerhalb des Zimmers aufzustellen und das entwickelte Formaldehyd ist mit Hilfe der Schlauchverbindung und des Rohres der Blechrinne in das Zimmer zu leiten.
707. Welche Formalin-, Wasser- und Spiritusmengen sind bei der Aufstellung des Apparates außerhalb des Zimmers zu verwenden?	**707.** Wenigstens die doppelt so großen Mengen, als sie für die Desinfektion nach erfolgter Abdichtung des Zimmers angegeben sind.
708. Was hat der Desinfektor zu tun, wenn der Apparat außerhalb des Zimmers aufgestellt wird?	**708.** Er hat den Apparat so lange zu überwachen, bis der Spiritus verbrannt ist.
709. Unter welchen Umständen empfiehlt es sich sonst noch, den Apparat außerhalb des Zimmers aufzustellen?	**709.** Bei einer Desinfektion wegen Pocken und Pest.
710. Was hat der Desinfektor vor dem Verlassen des für die Formaldehyddesinfektion hergerichteten Raumes noch zu tun?	**710.** Er hat noch seinen Arbeitsanzug aufzuhängen, den vorgebundenen Schwamm abzulegen und sich Gesicht, Bart und Hände gründlich mit 5%iger Kresolseifenlösung oder 2%iger Sanatollösung zu reinigen.
711. Wo verbleiben die bei der Desinfektion benutzten Gerätschaften?	**711.** Sämtliche Gerätschaften sind im Raume bis zur Beendigung der Desinfektion zu belassen.
712. Was hat nach dem Anzünden des Spiritus noch zu geschehen?	**712.** Die Tür ist noch von außen mit feuchten Wattestreifen abzudichten; der untere Türrand kann durch Vorlegen eines feuchten Handtuches geschlossen werden.
713. Wann kann frühestens die Desinfektion (bei Anwendung von 5 g Formaldehydgas für je 1 cbm) bei dem Breslauer Verfahren als beendigt angesehen werden?	**713.** Frühestens 4 Stunden nach dem Anzünden des Spiritus.
714. Unter welchen Umständen soll die Einwirkung länger, womöglich 7 Stunden, dauern?	**714.** Wenn die Räume mit Gegenständen stark angefüllt bzw. überfüllt sind.
715. Was geschieht nach Beendigung der Desinfektion, um den stechenden Formaldehydgeruch zu beseitigen?	**715.** Es wird 25%iges Ammoniak eingeleitet.

Frage:	**Antwort:**
716. Wie erfährt man die nötigen Ammoniak- und Spiritusmengen?	**716.** Aus der dem Apparate beigegebenen (in den Anlagen C und E dieses Leitfadens abgedruckten) Tabelle.
717. Wie wird die Einleitung der Ammoniakdämpfe in den Raum bewerkstelligt?	**717.** Der vor der Tür aufgestellte Ammoniakentwickler wird mit dem aus dem Schlüsselloch hervorragenden Rohr durch Schlauch verbunden.
718. Was hat der Desinfektor während der Ammoniakentwicklung zu tun?	**718.** Er hat den Ammoniakentwickler so lange zu überwachen, bis der Spiritus verbrannt ist.
719. Wann kann der Raum geöffnet werden?	**719.** 1 Stunde nach Beendigung der Ammoniakentwicklung.
720. Was hat der Desinfektor hierauf zu tun?	**720.** Die in die Desinfektionsflüssigkeit eingelegte Wäsche ist in Wasser auszuwaschen. Die Gerätschaften, wie Bürste, Schrubber, Schwamm usw., sind in 5%ige Kresolseifenlösung oder 2%ige Snatollösung zu legen und darauf in Wasser zu reinigen.
721. Was hat der Desinfektor schließlich noch zu tun?	**721.** Er hat eine gründliche Reinigung der Räumlichkeiten mit einer reichlichen Menge heißen Seifenwassers und eine ausgiebige Lüftung vorzunehmen. Polierte Möbel und Metallteile hat er mit trockenen Tüchern abzureiben. Alsdann hat er die Gegenstände wieder einzuordnen.
722. Was hat mit den zur Reinigung und Desinfektion verwendeten Flüssigkeiten zu geschehen?	**722.** Sie sind in den Abort zu schütten.

Die Dampfdesinfektion.

723. Wie ist eine Dampfdesinfektionsanstalt eingerichtet?	**723.** Eine Dampfdesinfektionsanstalt zerfällt in zwei Hauptteile: in die sog. unreine Seite, in der die zu desinfizierenden Gegenstände angefahren werden (Beladeraum), und in die sog. reine Seite, wo die desinfizierten Gegenstände bis zur Abfahrt lagern (Entladeraum). Zwischen den beiden Seiten ist meist noch ein Baderaum für den Desinfektor eingeschaltet.
724. Wie ist der Dampfdesinfektionsapparat in der Anstalt aufgestellt?	**724.** Der Dampfdesinfektionsapparat ist so zwischen den beiden Abteilungen der Anstalt aufgestellt, daß die eine Tür sich nach dem Beladeraum, eine zweite nach dem Entladeraum hin öffnet.
725. Für welche Art von Wasserdampf sind die meisten Dampfdesinfektionsapparate eingerichtet?	**725.** Für ungespannten (freiströmenden) bzw. sehr wenig gespannten Dampf von 100 bis 104° C.

Frage:

726. Wie ist das in die Dampfdesinfektionsanstalt zu befördernde Gut zum Transport vorzubereiten?

727. Wie geschieht das Verpacken der Gegenstände wie Matratzen, Betten und Kissen in die Umhüllungen?

728. Wie werden kleinere Stükke wie Wäsche, Kleider u. dgl. verpackt?

729. Was ist bei der Verpakkung zu berücksichtigen?

730. Wie ist mit Teppichen, Decken und Läufern zu verfahren?

731. Was darf mit den für die Desinfektionsanstalt bestimmten Gegenständen vor dem Transport nicht geschehen?

732. Was hat der Desinfektor im Verlaufe des Einpackens der Gegenstände zu tun?

733. Auf welche Weise werden die verpackten Gegenstände zur Anstalt gebracht?

734. Was hat der mit der Bedienung des Dampfapparates beauftragte Desinfektor nach Ankunft des Transportwagens zu tun?

735. Worauf ist beim Beladen des Apparates zu achten?

736. Welche Gegenstände können im Dampfapparate in ihren Hüllen verbleiben?

737. Was hat mit den übrigen Gegenständen wie Matratzen,

Antwort:

726. Sämtliche zur Dampfdesinfektionsanstalt zu befördernden Gegenstände müssen in besondere Umhüllungen eingeschlagen (verpackt) werden.

727. Die Gegenstände werden in mitgebrachte, mit 5%iger Kresolseifenlösung oder 2%iger Sanatollösung befeuchtete Tücher eingeschlagen und dann in trockene Umhüllungen gesteckt, welch letztere sorgfältig zuzuschnüren sind.

728. Sie werden in derselben Weise nach vorherigem Einschlagen in mit 5%iger Kresolseifenlösung oder 2%iger Sanatollösung befeuchtete Tücher in trockene Beutel oder Säcke verpackt.

729. Reine Wäsche ist von beschmutzter, feuchte Wäsche von trockener getrennt zu verpacken. Kleider sind besonders einzuschlagen.

730. Dieselben sind zu rollen und dann in mit 5%iger Kresolseifenlösung oder 2%iger Sanatollösung angefeuchtete Hüllen zu verpacken.

731. Sie dürfen nicht ausgeklopft werden.

732. Er hat über die zur Dampfdesinfektionsanstalt zu befördernden Gegenstände auf besonderen Formularen 2 Verzeichnisse anzufertigen, von denen das eine für den Eigentümer, das andere für die Anstalt bestimmt ist.

733. In einem gut schließenden, innen mit Blech ausgeschlagenen besonderen Transportwagen.

734. Er legt sich einen reinen Arbeitsanzug an und bringt die zu desinfizierenden Gegenstände aus dem Transportwagen in den Desinfektionsapparat.

735. Daß die Gegenstände so locker verteilt werden, daß der Dampf von allen Seiten leichten Zutritt hat.

736. Gerollte Teppiche, Bettvorlagen und Läufer.

737. Die Gegenstände sind aus den Hüllen herauszunehmen und nochmals auf Absonde-

Frage:

Betten, Kissen, Kleidungsstücken, Decken usw. vor dem Hineinbringen in den Dampfapparat noch zu geschehen?

738. Wie sind Kleidungsstücke, Decken u. dgl. im Dampfapparate unterzubringen?

739. Woraufhin sind die Kleidungsstücke vor dem Einbringen in den Apparat noch zu untersuchen?

740. Was geschieht nach der Unterbringung der Gegenstände in den Apparat?

741. Wovon hängt die Bedienungs- und Betriebsweise der einzelnen Apparate ab?

742. Welche 3 Abschnitte kann man bei der Bedienung eines modernen Dampfapparates unterscheiden?

743. Welchen Zweck hat die Vorwärmung der Gegenstände in dem Apparate?

744. Wodurch wird die Vorwärmung der Gegenstände bewirkt?

745. Was geschieht nach der Vorwärmung der Gegenstände?

746. Wann kann die Dampfabzugsklappe geschlossen werden und damit der eigentliche Desinfektionsprozeß beginnen?

Antwort:

rungen des Kranken zu untersuchen. Beschmutzte Stellen sind vor dem Hineinbringen in den Apparat mit 5%iger Kresolseifenlösung oder 2%iger Sanatollösung auszuwaschen.

738. Sie müssen in dem Apparat frei aufgehängt werden, um die Bildung von Kniffen zu vermeiden. Die Kleidungsstücke sind über Kleiderbügel aufzuhängen (wobei der oberste Knopf zu schließen ist) und zum Schutze gegen Tropfwasser mit Tüchern zu umhüllen.

739. Sie sind daraufhin zu untersuchen, ob in den Taschen nicht Gegenstände vorhanden sind, welche dem Dampf nicht ausgesetzt werden dürfen.

740. Der Apparat wird sorgfältig geschlossen und es wird dafür Sorge getragen, daß er in der vorgeschriebenen Weise mit Dampf beschickt wird.

741. Von der Konstruktion und der Größe der betreffenden Apparate.

742. 1. Die „Vorwärmung" der Gegenstände,
2. den eigentlichen Désinfektionsprozeß,
3. die „Nachtrocknung" der Gegenstände.

743. Durch die Vorwärmung soll die Bildung von Niederschlagswasser vermieden werden, das entsteht, wenn der heiße Wasserdampf in den kalten Apparat einströmt und mit den kalten Gegenständen in Berührung kommt.

744. Dadurch, daß man den Dampf zunächst „indirekt" in den in dem Apparate befindlichen Rippenheizrohren oder in einem Doppelmantel strömen läßt, bis eine Temperatur von 50 bis 60° C im Inneren des Apparates erreicht ist.

745. Der Dampf wird jetzt „direkt" als sog. Sprühdampf in den inneren eigentlichen Desinfektionsraum (in den meisten Apparaten von oben nach unten) eingeleitet, und zwar zunächst bei geöffneter Dampfabzugsklappe.

746. Sobald das Thermometer im Dampfabzugsrohr am Boden des Apparates 100° C angezeigt hat und dann noch einige Minuten kräftig abgeströmt ist.

Frage:	**Antwort:**

747. Auf welche Weise wird angezeigt, daß im Innern der Gegenstände die erforderliche Temperatur von wenigstens 100° C erreicht ist?

747. Durch ein elektrisches Klingelthermometer, das an einer dem Dampf schwer zugänglichen Stelle, z. B. zwischen Betten u. dgl., eingepackt wird.

748. Welche elektrische Klingelthermometer werden zweckmäßig benutzt?

748. 1. Solche, bei denen eine bei 100° C schmelzende Metallegierung einen elektrischen Strom schließt;
2. das Stuhl-Lautenschlägersche Quecksilber-Kontaktthermometer, durch welches bei 100° C und darüber ein elektrischer Strom geschlossen wird.

749. Auf welche Weise kann sonst noch festgestellt werden, daß die Temperatur von wenigstens 100° C im Innern der Gegenstände erreicht war?

749. 1. Durch Maximumthermometer, das sind Quecksilberthermometer, welche die höchste erreichte Temperatur anzeigen;
2. durch das Stichersche Kontrollröhrchen (Glasröhrchen, in welchem ein bei 100° schmelzender Körper [Phenanthren] eingeschlossen ist). Das Röhrchen befindet sich noch in einer zweiten Glashülle, die das Eindringen der Temperatur von 100° um 10 Minuten verzögert. Eine Lageveränderung des eingeschlossenen Körpers zeigt demnach an, daß eine Temperatur von 100° wenigstens 10 Minuten eingewirkt hat.

750. Wie lange soll der Dampf im allgemeinen einwirken?

750. Er soll, nachdem er eine Temperatur von 100° C an dem Thermometer des Apparates angezeigt hat, noch $^1/_2$ bis 1 Stunde einwirken bzw. eindringen.

751. Wovon hängt die Eindringungsdauer des Dampfes in die Gegenstände hauptsächlich ab?

751. Von der Konstruktion des Apparates, der Dicke der Gegenstände und der Dichte der Packung.

752. Was hat nach der entsprechend langen Einwirkung des Dampfes noch zu erfolgen?

752. Es hat noch die „Nachtrocknung" der desinfizierten Gegenstände zu erfolgen, die in entsprechender Weise wie die Vorwärmung, aber unter gleichzeitiger Öffnung der Ventilationsklappen vorzunehmen ist.

753. Was hat nach beendeter Desinfektion zu geschehen?

753. Der Apparat wird auf der „reinen" Seite geöffnet, die desinfizierten Gegenstände werden herausgenommen und ausgebreitet.

754. Auf welche Weise werden die in der Desinfektionsanstalt desinfizierten Gegenstände in die Wohnung zurückbefördert?

754. In einem besonderen, nur für desinfizierte Gegenstände bestimmten Transportwagen.

755. Wie wird der zur Abholung unreiner Gegenstände dienende Transportwagen desinfiziert?

755. Durch Scheuern mit 5%iger Kresolseifenlösung oder 2%iger Sanatollösung.

Frage:	**Antwort:**
756. Auf welche Weise kann sich der Desinfektor einen Dampfapparat im Notfalle selbst herstellen?	**756.** Indem er eine saubere Tonne über einen Waschkessel stülpt. Der Boden der Tonne muß entfernt und an Stelle desselben ein Lattenrost vorhanden sein. Im Deckel derselben befindet sich zweckmäßig ein Loch, durch welches ein Thermometer gesteckt wird. In der Tonne sind geeignete Vorrichtungen zum Befestigen der zu desinfizierenden Gegenstände anzubringen. Die Fuge zwischen Kessel und Tonne muß mit Lehm oder nassen Lappen abgedichtet werden, damit hier kein Wasserdampf entweichen kann.
757. Wonach hat sich der Desinfektor zu erkundigen, wenn er die Schlußdesinfektion einer Wohnung vornehmen soll?	**757.** Nach der Art der ansteckenden Erkrankung und der Durchführung der laufenden Desinfektion.
758. Warum muß der Desinfektor von der Art der Erkrankung und der Durchführung der laufenden Desinfektion unterrichtet sein?	**758.** Weil es davon abhängt, ob überhaupt und in welchem Umfange eine Schlußdesinfektion stattzufinden hat.
759. Welche Arten der Schlußdesinfektion unterscheidet man?	**759.** 1. Eine chemisch-mechanische Schlußdesinfektion hauptsächlich mit 5%iger Kresolseifenlösung oder 2%iger Sanatollösung, die bei den meisten übertragbaren Krankheiten ausreichend ist (Anlage B). 2. Eine Schlußdesinfektion mit Formaldehyd neben einer chemisch-mechanischen Desinfektion (Anlage C). 3. Eine Schlußdesinfektion unter Zuhilfenahme der Dampfdesinfektion neben einer chemisch-mechanischen Desinfektion (Anlage D). 4. Eine Schlußdesinfektion unter Zuhilfenahme der Formaldehyd- und Dampfdesinfektion neben einer chemisch-mechanischen Desinfektion (Anlage E).

IV. Vertilgung von Ungeziefer.

1. Die Entlausung.

a) Mittel und Verfahren zur Entlausung.

760. Worauf ist bei der Auswahl der Mittel zur Vernichtung der Kleiderläuse Bedacht zu nehmen?	**760.** Darauf, daß, wo es nur immer möglich ist, solche Mittel angewendet werden, die entlausen und gleichzeitig die Fleckfiebererreger abtöten, also desinfizieren.

Frage:	**Antwort:**
761. Welche Mittel kommen zur Erzielung dieser beiden Zwecke in Betracht?	**761.** 1. Flüssige Mittel, wie 5%ige Kresolseifenlösung und deren Austauschmittel 5%iger Liquor Cresoli „Grünau" und 5%iges Lysol seifenfrei, außerdem 5%ige Karbolsäurelösung;
	2. das Auskochen in Wasser, dem zweckmäßig 2% Soda zugesetzt wird, wenigstens eine Viertelstunde lang;
	3. strömender oder mäßig gespannter Wasserdampf in geprüften Apparaten;
	4. trockene Hitze in besonderen Heißluftkammern mittels ruhender oder besser noch mittels bewegter Heißluft oder unter Benutzung behelfsmäßiger Einrichtungen;
	5. Verbrennen. Nur anwendbar bei Gegenständen von geringem Werte.
762. Warum kommen die gasförmigen Entlausungsmittel wie Blausäure und Äthylenoxyd im allgemeinen für die Entlausung weniger in Betracht?	**762.** 1. Weil Blausäure und Äthylenoxyd hochgiftige Gase sind, mit denen nur solche Personen arbeiten dürfen, die dazu besonders ausgebildet sind und dazu eine besondere behördliche Erlaubnis haben.
	2. Weil diese sehr giftigen Gase zwar die Läuse abtöten, aber nicht die etwa vorhandenen Fleckfieber- oder andere Krankheitserreger, also nicht gleichzeitig desinfizieren.
763. Wie lassen sich da, wo Dampfdesinfektionsapparate nicht zur Verfügung stehen, Notbehelfseinrichtungen schaffen?	**763.** 1. Steht ein Dampfkessel (z. B. eine Lokomobile) zur Verfügung, so kann man Kartoffel- und Silodämpfer verwenden oder größere dichte Behältnisse (z. B. geräumigere Tonnen) anschließen.
	2. Es läßt sich auch ein Waschkessel, über den man eine Tonne stülpt, verwenden (siehe Nr. 756).
764. Was muß nach dem Dämpfen der Sachen noch geschehen?	**764.** Sie müssen an der freien Luft oder in einem Trockenraum getrocknet werden.
765. Welche Temperatur und welche Einwirkungszeit sind zur Erzielung einer sicheren Entlausung in der Heißluftkammer bei ruhender Luft erforderlich?	**765.** Eine Temperatur von 80 bis 85° bei einer Einwirkungszeit von 2 Stunden.
766. Wodurch geschieht die Entlausung der Sachen in der sog. Preßluftkammer?	**766.** Dadurch, daß die an einem Dampfheizkörper oder an einem elektrischen Ofen auf 80° erwärmte Luft mittels eines Gebläses in Umlauf gesetzt und 2 Stunden lang über die zu entlausenden Sachen geleitet wird.

Frage:	**Antwort:**
767. Welche Einrichtungen kann man im Notfall zur Entlausung mittels heißer Luft verwenden?	**767.** Einen Backofen oder eine geeignete Dörranlage, sofern im Innern eine Temperatur von 80 bis 85° erreicht werden kann.
768. Wie kann man feststellen, daß darin keine höheren, die zu entlausenden Gegenstände schädigenden Hitzegrade herrschen?	**768.** Dadurch, daß man vor dem Einbringen der Gegenstände ein Stück weißes Papier in den Ofen legt. Wenn eine schädigende Hitze besteht, wird es gelb werden. (Zur Vermeidung der Verbrennungsgefahr müssen in Backöfen stets Lattenroste dem Boden zunächst aufliegen.)
769. Wie lange soll die angegebene Backofenhitze einwirken?	**769.** 2 Stunden lang.
770. Welche Gegenstände dürfen nicht mit Heißluft behandelt werden?	**770.** Nasse Lederwaren und nasse Pelze. Sie sind vor der Heißluftentlausung langsam zu trocknen.
771. Gehen bei Anwendung der Heißlufttemperatur von 80° nicht nur die Läuse, sondern auch die Fleckfiebererreger zugrunde, ist also das Heißluftverfahren ebenfalls gleichzeitig als Entlausungs- und Desinfektionsverfahren bei Fleckfieber zu betrachten?	**771.** Ja; das Heißluftverfahren ist gleichzeitig auch ein Desinfektionsverfahren bei Fleckfieber.

b) Ausführung der Entlausung im einzelnen.

772. Was sollen diejenigen Personen, die zu Zeiten der Fleckfiebergefahr Entlausungen vorzunehmen haben, vor Beginn ihrer Tätigkeit tun?	**772.** Sie sollen, sofern sie noch kein Fleckfieber überstanden haben, sich gegen Fleckfieber impfen lassen.
773. Welche 2 Gruppen von Objekten kann man bei dem Entlausungsverfahren unterscheiden?	**773.** Die Entlausung: 1. von Personen, 2. von einzelnen Sachen.
774. Was hat vor dem Beginn der Entlausung von Personen (namentlich fleckfieberverdächtigen) in dem betr. Raum zu geschehen?	**774.** Vor dem Beginn der Entlausung wird ein mit 5%iger Kresolseifenlösung[1]) oder 5%iger Karbolsäurelösung durchtränktes Laken in dem Raume ausgebreitet, auf dem sich der zu Entlausende, soweit er dazu in der Lage ist, selbst zu entkleiden hat.

---

[1]) Statt der 5%igen Kresolseifenlösung kann auch eines der auf S. 37 und 38 aufgeführten seifenfreien, kresolhaltigen Mittel (5%iger Liquor Cresoli „Grünau" oder 5%iges Lysol seifenfrei) verwendet werden. Dies gilt für die Entlausung überall da, wo die 5%ige Kresolseifenlösung genannt ist.

Frage:	Antwort:
775. Worauf ist bei dem Entkleiden des zu Entlausenden zu achten?	**775.** Darauf, daß auch Verbände, Bruchbänder, Brustbeutel u. dgl. abgenommen werden, und daß das Entkleiden so langsam und vorsichtig geschieht, daß ein Abschleudern von Läusen möglichst ausgeschlossen ist.
776. Wie hat die Entlausung einer Person im einzelnen zu erfolgen?	**776.** Der ganze Körper wird unter Verwendung von Schmierseife und warmem Wasser (in einem Wannen- oder Brausebad) möglichst von dem zu Entlausenden selbst gründlich abgeseift. (Sofern Seifenmittel jeglicher Art fehlen, Waschung mit einem Gemisch von 1 Teil pulverisierter Soda mit 3 Teilen Schlämmkreide, das man zu einer Paste verrührt). Besondere Sorgfalt ist auf die Reinigung der behaarten Körperteile (der Schamgegend bis in die Gesäßfalte, der Achselhöhlen, des Kopfes usw.) zu verwenden.
777. Was hat nach dem Abtrocknen der Person zu geschehen?	**777.** Die Kopfhaare sind mit einer Haarschneidemaschine zu entfernen oder möglichst zu kürzen. Alsdann werden die behaarten Körperteile, Kopf-, Scham-, After- und Achselhaare, sowie die Haare am Rumpfe und den Gliedmaßen mit grauer Salbe oder mit weißer Präzipitalsalbe gründlich eingerieben. Die Einreibung ist nach 8 Tagen zu wiederholen.
778. Was hat zu geschehen, wenn das Abschneiden der Haare, namentlich bei Frauen, auf unüberwindlichen Widerstand stößt?	**778.** Man tränkt die Haare reichlich mit einem läusetötenden Mittel (Sabadillessig, Petroleum, Perubalsam) und umhüllt den Kopf 12 bis 24 Stunden lang mit einer Badehaube oder einem festsitzenden Tuche.
779. Bei welchen, rascher und sicherer wirkenden, läusetötenden Mitteln ist weder ein Kürzen der Haare noch die Anwendung einer den Kopf bedeckenden Haube erforderlich?	**779.** Bei „Cuprex"[1]), einem flüssigen Kupferpräparat und bei Lauto[2]).
780. Wie geschieht die Anwendung des Cuprex und Lauto?	**780.** Die Flüssigkeiten werden unverdünnt mit der Hand kräftig in die Haare eingerieben. Darauf wartet man 2 Stunden, wäscht die Haare mit warmem Wasser und Seife, trocknet sie kurz ab und kämmt aus (am besten mit dem „Nißka-Kamm" der Firma Mückenhaupt in Nürnberg), wobei sich dann auch die Nissen leicht und schmerzlos entfernen lassen.

---

[1]) Cuprex wird von der Firma E. Merck in Darmstadt hergestellt.
[2]) Lauto wird von der Firma „Efeka" Friedrich und Kaufmann in Hannover hergestellt.

Frage:	**Antwort:**
781. Worauf ist bei dem Tränken der Kopfhaare mit den läusetötenden Mitteln zu achten?	781. Darauf, daß von der Flüssigkeit nichts in das Auge gelangt.
782. Was hat mit den so gereinigten Personen nach dem Bade zu geschehen, und zwar je nachdem es sich um Kranke, Krankheitsverdächtige oder gesunde Ansteckungsverdächtige handelt?	782. Kranke und Krankheitsverdächtige[1] werden mit reiner Leibwäsche versehen und in reine Betten gebracht. Gesunde Ansteckungsverdächtige[1] erhalten reine Leibwäsche, reine Unterwäsche und reine Kleidung.
783. Was hat nach erfolgter Reinigung und Entlausung von Personen mit dem auf dem Fußboden liegenden Laken und den benutzten Handtüchern zu geschehen?	783. Das Laken und die benutzten Handtücher sind vorsichtig zusammenzulegen und in einem Bottich mit 5%iger Kresolseifenlösung oder 5%iger Karbolsäurelösung einzutauchen.
784. Worauf ist noch hinsichtlich des Fußbodens des Entlausungsraumes und der benutzten Badewanne zu achten?	784. Darauf, daß der Fußboden, auf dem der zu Entlausende gestanden hat, oder auf dem seine Sachen gelegen haben, gründlich mit 5%iger Kresolseifenlösung oder 5%iger Karbolsäurelösung abgewaschen wird, desgleichen auch die Badewanne nach dem Ablassen des Wassers.
785. Auf welche verschiedene Weise werden Leib- und Bettwäsche sowie waschbare Kleidungsstücke von Läusen befreit?	785. 1. Durch Einlegen in 5%ige Kresolseifenlösung oder 5%ige Karbolsäurelösung für 2 Stunden; 2. durch Auskochen in Wasser (wenigstens $\frac{1}{2}$ Stunde lang), dem zweckmäßig Soda zugesetzt wird; 3. durch strömenden Wasserdampf im Dampfapparat wenigstens $\frac{1}{2}$ Stunde lang; 4. durch trockene Hitze in der Heißluftkammer für 2 Stunden.
786. Wie geschieht der Transport der Wäschestücke u. dgl., welche von dem Entkleidungsraume zur Entlausung nach einem anderen Raume gebracht werden sollen?	786. In Beuteln, welche mit 5%iger Kresolseifenlösung oder 5%iger Karbolsäurelösung durchnäßt und gut zuzuschnüren sind, so daß ein Auswandern der Läuse während des Transports ausgeschlossen ist.
787. Wie werden Kleidungsstücke, die nicht waschbar sind, Federbetten, wollene Decken, Matratzen ohne Holzrahmen, Teppiche, Bettvorlagen entlaust?	787. 1. Durch strömenden Wasserdampf im Dampfapparat, 2. durch trockene Hitze.

---

[1] Siehe Anmerkung auf S. 95.

Frage:	**Antwort:**
788. Warum dürfen Wäsche- und Kleidungsstücke u. dgl., die mit Blut, Eiter oder Kot beschmutzt sind, nicht im Dampfapparat entlaust werden?	**788.** Weil sonst braune Flecken einbrennen, die sich nicht mehr entfernen lassen.
789. Wie ist mit Kleidern zu verfahren, welche der trockenen Hitze ausgesetzt werden sollen?	**789.** Sie werden zweckmäßig gewendet, so daß das Futter nach außen kommt, auch werden die Taschen umgedreht. Feuergefährliche oder schmelzbare Sachen werden zuvor aus den Kleidern entfernt.
790. Wie werden Pelzwerk u. Ledersachen (Schuhzeug) von Läusen befreit?	**790.** Dadurch, daß sie mit 5%iger Kresolseifenlösung oder 5%iger Karbolsäurelösung gründlich durchfeuchtet und später abgebürstet werden.
791. Was hat mit Kämmen und Bürsten zu geschehen?	**791.** Sie sind 2 Stunden in 5%ige Kresolseifenlösung oder 5%ige Karbolsäurelösung zu legen.
792. Wie werden Gegenstände aus Gummi (Gummimäntel, Gummischuhe) entlaust?	**792.** Sie werden mit einem Lappen abgerieben, der mit 5%iger Kresolseifenlösung oder 5%iger Karbolsäurelösung getränkt ist.
793. Wie sind die benutzten Waschbecken und Badewannen zu behandeln?	**793.** Sie sind nach ihrer Entleerung gründlich mit 5%iger Kresolseifenlösung oder 5%iger Karbolsäurelösung auszuscheuern und dann mit Wasser nachzuspülen.
794. Wie werden die Bettstelle, der Nachttisch, ferner die Wand- und Fußbodenflächen in der Nähe des Bettes von Läusen befreit?	**794.** Durch Abreiben mittels Lappen, die mit 5%iger Kresolseifenlösung oder 5%iger Karbolsäurelösung befeuchtet sind.
795. Wie werden Sammet-, Plüsch- und andere Möbelbezüge entlaust?	**795.** In entsprechender Weise wie Pelzwerk und Ledersachen (siehe Nr. 790).
796. Welche Gegenstände können bei der Entlausung verbrannt werden?	**796.** Gegenstände von geringem Werte (Inhalt von Strohsäcken, Lumpen u. dgl.).
797. Wie werden Krankenwagen, Krankentragen, Räderfahrbahren, Personenfahrzeuge usw. entlaust?	**797.** Die Holzteile, ferner die Lederüberzüge der Sitze und Bänke, sind sorgfältig und wiederholt mit Lappen abzureiben, die mit 5%iger Kresolseifenlösung oder 5%iger Karbolsäurelösung befeuchtet sind. Kissen und Polster, soweit sie nicht mit Leder überzogen sind, Teppiche, Decken usw. werden zweckmäßig im Dampfapparat entlaust. Der Wagenboden wird mit 5%iger Kresolseifenlösung oder 5%iger Karbolsäurelösung aufgescheuert.

Frage:

Antwort:

798. Was ist für Massenentlausungen (z. B. in Asylen und Quarantäneanstalten) erforderlich?

798. Es ist hierfür erforderlich, daß mehrere Räume in geeigneter Aufeinanderfolge zum Ablegen der Kleider, zum Einseifen, Waschen und Duschen, zur Abtötung der Läuse in den Bekleidungs- und Wäschestücken und zum Anlegen der reinen Sachen zur Verfügung stehen; insbesondere muß auf die schärfste Trennung der reinen (läusefreien) von der unreinen (verlausten) Seite Bedacht genommen werden.

799. Woraus besteht zweckmäßig der von dem Desinfektor oder der Pflegeperson bei der Entlausung, namentlich bei derjenigen wegen Fleck- oder Rückfallfieber, zu tragende Schutzanzug?

799. 1. Aus einer Art Hemdhose aus möglichst glattem Stoff, deren unteres Ende völlig geschlossen ist und einer das Gesicht freilassenden Haube aus möglichst glattem Stoff;

2. aus Gummihandschuhen, welche die Ärmelöffnungen der Hemdhose umgreifen und aus hohen Gummischuhen oder hohen Schaftstiefeln.

800. Nur unter welchen Bedingungen kann Läusefreiheit erzielt werden?

800. Nur bei gewissenhafter Beachtung der Vorschriften, ständiger Nachkontrolle und erforderlichenfalls mehrfach wiederholter Nachentlausung.

801. Woraus ist der Gang der Entlausung und Desinfektion ersichtlich?

801. Aus der Anlage F.

2. Die Vertilgung von Wanzen und Flöhen.

802. Wie werden einzelne Gegenstände von Wanzen befreit?

802. Soweit dies ohne Schädigung der Gegenstände möglich ist durch Auskochen oder im Dampfapparat oder in der Heißluftkammer.

803. Wie werden Wanzen in den Wohnungen an Wänden, Möbelstücken, Bettstellen, Scheuerleisten, Bildern, Spiegeln usw. vertilgt?

803. Durch gründliches Bestreichen insbesondere aller Fugen, Spalten und Ritzen mit Petroleum oder einer Lösung von 10 g Naphthalin in 1 kg lauwarmem Terpentinöl; besser noch durch Einpinseln einer 5%igen Lösung von Certan[1]).

804. Wie werden Flöhe vertilgt?

804. Durch gründliche Reinigung der Räume, namentlich der Fußböden mit einer 5%igen Schmierseifen-, 5%igen Kresolseifenlösung oder einer 5%igen Lösung von Liquor Cresoli Grünau unter besonderer Berücksichtigung aller Fugen, Spalten und Ritzen. Nötigenfalls ist nach dem Reinigen noch Cuprex in die Ritzen und Risse des Fußbodens zu träufeln oder zu pinseln.

---

[1]) Certan ist zu beziehen durch Karl Stegemann, Deutscher Desinfektionsdienst, Berlin-Zehlendorf, Mörchinger Str. 90.

Frage:	**Antwort:**
805. Auf welche Weise werden Wanzen nebst ihrer Brut und Flöhe in Massenquartieren, Kasernen, Asylen und Schiffen zweckmäßig vertilgt?	**805.** Mittels hochgiftiger Gase (Blausäure oder Äthylenoxyd). Diese Verfahren dürfen jedoch der Gefährlichkeit halber nur von solchen Personen angewendet werden, die dazu besondere behördliche Erlaubnis haben, dazu besonders vorgebildet und mit besonderer Ausrüstung (Sauerstoffgerät) versehen sind.

3. Die Bekämpfung der Mückenplage.

806. Welche Maßregeln kommen zur Bekämpfung der Mücken- oder Schnakenplage in Betracht?	**806.** 1. Die möglichste Beseitigung der Brutplätze der Mücken, bestehend aus stehenden Gewässern und Wasseransammlungen verschiedenster Art; 2. die Vernichtung der Larven und Puppen der Mücken; 3. die Vernichtung der bereits ausgebildeten Mücken.
807. Wie geschieht die Beseitigung der Brutplätze der Mücken?	**807.** Durch Sorge für Abfluß des Wassers aus Tümpeln und Gräben, durch Zuschütten gelegentlicher Wasseransammlungen, durch Zudecken von Regenfässern und Jauchegruben mit gut schließenden Deckeln, durch die Entfernung herumliegender Blechdosen, Flaschen u. dgl.
808. Warum soll durch den Wasserabfluß aus Tümpeln und Gräben eine Bewegung des Wassers hervorgerufen werden?	**808.** Weil die Mückenlarven sich nur in stehendem oder ganz träge fließendem Wasser entwickeln.
809. Wodurch werden Larven und Puppen der Mücken vertilgt?	**809.** 1. Durch Larven und Puppen vertilgende Tiere; 2. durch chemische Mittel.
810. Welche Tiere sind Feinde der Mückenbrut?	**810.** Der Stichling und die meisten Jungfische, die Wassersalamander, die Larven der Molche und des Feuersalamanders, die Larven der Libellen und Wasserkäfer und die Wasserwanzen.
811. Welche chemischen Mittel eignen sich dadurch besonders gut für die Vernichtung der Mückenbrut, daß sie die Atemröhren der Larven und Puppen verstopfen und dieselben dadurch töten?	**811.** 1. Salvinol[1]) für nicht verunreinigte Gewässer, d. h. solche, die Tieren als Tränke oder Fischen als Aufenthaltsort dienen; 2. Schnackensaprol[2]) für verunreinigte Gewässer wie Jauchegruben, Abwässergräben u. dgl., das neben guter Verteilungsfähigkeit auf der Wasseroberfläche auch noch eine desinfizierende Wirkung besitzt.

[1]) Salvinol ist zu beziehen durch die Deutsche Gesellschaft für Schädlingsbekämpfung (Degesch) Frankfurt a. M., Unionhaus, Steinweg 9.

[2]) Schnackensaprol ist von der chemischen Fabrik Dr. H. Nördlinger in Flörsheim a. M. zu beziehen.

Frage:	**Antwort:**
812. Wie werden die beiden Mittel angewendet, um eine möglichst gleichmäßige Verteilung der Flüssigkeit und damit eine die Wasseroberfläche vollständig abschließende Ölschicht zu erzielen?	**812.** Mit einer Gießkanne oder besser einer Reben- oder Schnakenspritze wird die Flüssigkeit (200 g auf 10 qm Oberfläche) auf die Wasseroberfläche verspritzt. Es ist hierbei zu achten, daß ein geschlossenes Ölhäutchen entsteht.
813. Wann hat das Überschichten der Wasserfläche mit Salvinol oder Schnackensaprol in unserem Klima zu erfolgen?	**813.** Spätestens in der Zeit vom 1. bis zum 20. Mai.
814. Wie oft muß — wegen Verdunstung der Ölschicht — das Überspritzen der Wasseroberflächen während des Sommers wiederholt werden?	**814.** Etwa alle 14 Tage.
815. Durch welche verschiedenen Mittel und Verfahren kann die Vernichtung der Mücken in ihren Winterverstecken (Kellern, Schuppen, Ställen u. dgl.) geschehen?	**815.** 1. Durch Bespritzen der von Mücken besetzten Wände und Decken mit einer 3%igen Lösung von Floria-Insektizid)[1] oder mit Flit[2]); 2. durch Verstäubung von pulverförmigen Mitteln, und zwar gutem Insektenpulver oder Blatton[3]); 3. durch Absaugen·der Mücken mit dem elektrischen Staubsauger; 4. durch wiederholtes Abflammen der Wände usw. mit der Lötlampe oder einem mit Spiritus getränkten Asbestbausch. (Feuergefährlich!)
816. Was ist Blatton?	**816.** Blatton ist ein für Menschen und Haustiere unschädliches Pulver.
817. Wie wird das Blatton verwendet?	**817.** Es wird bei geschlossenen Türen und Fenstern mit Hilfe eines besonderen Verstäubers auf die mit Mücken besetzten Wände, Decken usw. gründlich aufgeblasen.

4. Die Bekämpfung der Fliegenplage.

818. Durch welche Maßnahmen wird die Übertragung von Krankheitserregern durch die Fliegen nach Möglichkeit verhütet?	**818.** 1. Dadurch, daß man Krankenräume, namentlich solche mit ansteckenden Kranken, Viehställe usw., mit Fliegengittern versieht; 2. dadurch, daß man Speigefäße, Nachtgeschirre u. dgl. mit einem Deckel versieht, im Freien abgesetzten Kot vollständig mit Erde bedeckt. (Rühren die Ausscheidungen von ansteckenden Kran-

<hr>

[1]) Floria-Insektizid ist zu beziehen von der chemischen Fabrik Dr. H. Nördlinger in Flörsheim a. M.
[2]) Flit ist in jeder Drogenhandlung erhältlich.
[3]) Blatton ist nebst dem zugehörigen Verstäuber von der Firma Karl Stegemann, Deutscher Desinfektionsdienst, Berlin-Zehlendorf, Mörchinger Str. 90, zu beziehen.

7*

Frage:	Antwort:

Antwort (Fortsetzung):

ken her, so muß zuvor noch eine Desinfektion derselben stattfinden);

3. dadurch, daß man Vorräte von Nahrungsmitteln, Speisereste u. dgl. durch Aufbewahren in geschlossenen Fliegenschränken, Fliegenglocken usw. vor dem Besuche von Fliegen schützt;

4. durch eine möglichst ausgedehnte Vernichtung der Fliegen überhaupt.

819. Wodurch werden die Brutstätten der Fliegen unschädlich gemacht?

819. Dadurch, daß man Küchenabfälle fliegensicher aufbewahrt, Kot und Mist möglichst mit Erde bedeckt, Mist-, Jauche- und Abortgruben mit ganz dicht schließenden Deckbrettern abdichtet, Tierstände häufig auskehrt und ausspült,

820. Wie werden die Fliegen selbst zweckmäßig vertilgt?

820. 1. Durch Abflammen ihrer Winterbrutstätten in Kellern, Stallungen u. dgl. mit der Lötlampe oder durch Absaugen mit dem elektrischen Staubsauger;

2. durch Aufstellen von Fliegengläsern oder Tellern, die mit altem Bier oder Zuckerwasser gefüllt sind, dem zweckmäßig etwas Formalin (1 Teelöffel auf $\frac{1}{2}$ l Flüssigkeit) zugesetzt wird;

3. durch Aufstellen von Fliegentüten, Fliegenstöcken und ähnlichen Vorrichtungen, welche mit Fliegenleim (1 Teil Honig, 3 Teile Rizinusöl und 6 Teile Kolophonium) bestrichen sind;

4. durch Aufstellen von Tellern mit arsenhaltigem Fliegenpapier (in Apotheken oder Drogenhandlungen erhältlich).

821. Welche auch zur Vernichtung von Mücken empfohlenen Mittel haben sich auch zur Vertilgung von Fliegen in Stallungen, Wohnräumen, Speisesälen usw. gut bewährt?

821. Flit und Blatton (s. Nr. 815 bis 817).

5. Die Bekämpfung der Schabenplage.

822. Wie werden die Haus- und Küchenschaben bekämpft?

822. 1. Dadurch, daß man Blatton mit Hilfe eines Verstäubers in alle Ritzen, Spalten und Schlupfwinkel der Schaben gründlich einstäubt.

2. Durch gleichzeitiges Auslegen eines Fraßgiftes.

823. Welches Fraßgift wird zweckmäßig verwendet?

823. Borax-Salicylsäure-Pillen.

Frage:	**Antwort:**
824. Wie werden die Borsäure-Salicylsäurepillen bereitet?	**814.** Dünner Erbsenbrei, dem etwas Fett und Bier zugesetzt ist, wird in halber Menge mit einem Pulver gut vermischt, das zu 2 Teilen aus Borax und 1 Teil aus Salicylsäure besteht.

6. Die Vertilgung von Ratten und Mäusen.

825. Durch welche Vorkehrungen kann das Einnisten von Ratten auf Grundstücken verhütet oder wenigstens erschwert werden?	**825.** 1. Durch die Anwendung gut schließender Müllkästen und durch eine geregelte Müllabfuhr; 2. durch die Sorge für einen derartigen baulichen Zustand der Häuser, Ställe usw., daß die Ratten weder in die Räume eindringen noch sich in ihnen festsetzen können.
826. Welche Mittel sind für die Rattenvertilgung zu empfehlen?	**826.** 1. Die Verwendung gewisser Tiere wie Hunde, Katzen und Frettchen; 2. Rattenfallen (Schlagfallen, Klappfallen, Tellereisen, fischreusenähnliche Drahtfallen, Zürnersche Wühlmausfalle, Wasserrattenfalle); 3. Rattengifte (Phosphorspeise, Meerzwiebelspeise und Zelio-Giftpaste[1])); 4. giftige Gase (Kohlenoxyd, Blausäure, Äthylenoxyd und Tritox[1]).
827. Worauf ist bei der Anwendung von Rattenfallen und Rattengiften besonderer Wert zu legen?	**827.** Auf die Auswahl eines richtigen Köders. Zweckmäßig werden solche Nahrungsmittel als Lockspeise benutzt, die für gewöhnlich den Ratten nicht zur Verfügung stehen, z. B. in Schlächtereien pflanzliche Köder, in Bäckereien tierische Stoffe. Die Art des Köders (Speck, Wurst, Käse, gebratene Heringe, Küchenabfälle, eventuell mit Aniszusatz) muß öfter gewechselt werden.
828. Worauf ist zu achten, damit die Ratten nicht von den Fallen ferngehalten werden?	**828.** Es ist darauf zu achten, daß die benutzten Fallen mit heißer Sodalösung gründlich gescheuert, mit Wasser abgespült und getrocknet werden, da anhaftende Haare oder Spuren von Rattenkot u. dgl. genügen, um die Tiere von dem Berühren der Falle abzuhalten.
829. Woher werden die Rattengifte bzw. die Giftspeisen (Phosphor- oder Meerzwiebelspeise) zweckmäßig bezogen?	**829.** Aus einer Apotheke oder einem anderen zum Handel mit Giften berechtigten Geschäft.
830. In welcher Form werden die Giftspeisen ausgelegt?	**830.** In der Form von etwa 5 g schweren Brocken.

---

[1]) Die sehr giftigen Gase Blausäure, Äthylenoxyd und Tritox dürfen jedoch nur von solchen Personen angewendet werden, die dazu eine besondere behördliche Erlaubnis haben, dazu besonders vorgebildet und mit besonderer Ausrüstung (Sauerstoffgerät) versehen sind.

Frage:	**Antwort:**
831. Wie lange halten sich die genannten Giftspeisen genügend frisch?	**831.** Sie halten sich in der Regel nur bis zu 8 Tagen genügend frisch.
832. Was geschieht mit dem übriggebliebenen Köder?	**832.** Er wird gesammelt und verbrannt.
833. Was ist Zelio-Giftpaste?[1])	**833.** Zelio-Giftpaste ist eine stark giftige, geruch- und geschmackfreie Paste von blauer Farbe.
834. Worin wird die mit der Zeliopaste zu bereitende Giftspeise ausgelegt, damit Menschen und Tiere nicht gefährdet werden?	**834.** In einer Rattenfutterkiste.
835. Wie kann man eine Rattenfutterkiste in einfacher Weise herstellen?	**835.** Man nimmt eine alte Kiste, deren Deckel man mit einem Hängeschloß verschließbar macht und an deren beiden Stirnseiten man ein Loch einschneidet, das gerade einer Ratte den Durchtritt gestattet.
836. Wie stellt man die in diese Futterkiste zu bringende Zelio-Giftspeise her?	**836.** Man nimmt gesüßten Kartoffelbrei, dem man die Zeliopaste zu etwa dem 10. Teil beimischt (einige Tage vorher unvergifteten Kartoffelbrei auslegen!).
837. Warum empfiehlt sich die Verwendung von Kartoffelbrei?	**837.** Weil er nicht verschleppt werden kann und an Ort und Stelle verzehrt werden muß.
838. Welche besondere Vorsicht ist beim offenen Auslegen von Rattengift geboten?	**838.** Das Giftlegen darf nur an solchen Stellen vorgenommen werden, wo Kinder und Nutztiere nicht hingelangen können.
839. Wo kommt die Anwendung von giftigen Gasen zur Rattenvertilgung nur in Frage?	**839.** Die Anwendung von giftigen Gasen kommt nur dort in Frage, wo die Vertilgungsarbeiten durch besonders ausgebildetes Personal von Gesundheitsbehörden (wie z. B. in Hafenstädten) oder durch — zu dem speziellen Zweck — konzessioniertes Personal von gewerbsmäßigen Unternehmern für Schädlingsbekämpfung ausgeführt werden.
840. Was ist noch bezüglich einer erfolgreichen Bekämpfung der Rattenplage von Wichtigkeit?	**840.** Daß gegen die Ratten nicht nur mit einem, sondern mit verschiedenen Mitteln, und zwar abwechselnd vorgegangen wird. Außerdem ist ein gleichzeitiges Vorgehen der Nachbarn notwendig, weil die Tiere sonst von der Nachbarschaft in die rattenfrei gemachten Örtlichkeiten wieder einwandern. Auch sind die Tilgungsversuche öfters zu wiederholen.

---

[1]) Zelio-Giftpaste wird von der I. G. Farbenindustrie in Leverkusen a. Rh. hergestellt.

Frage:	**Antwort:**
841. Welche Mittel sind für die Mäusevertilgung zu empfehlen?	841. Der Hauptsache nach die bei der Rattenvertilgung genannten Mittel, außerdem noch Strychninweizen und Zeliokörner[1]).
842. Welches Verfahren zur Bekämpfung der Feld- und Wühlmäuse auf dem Lande empfiehlt sich am meisten?	842. Das Hora-Räucherverfahren.
843. Wie geschieht die Anwendung des Hora-Räucherverfahrens?	843. In den Hora-Räucherapparat[2]) wird die entzündete Horapatrone eingeschoben und die Gasaustrittsöffnung des Apparates möglichst weit in den Schädlingsbau hineingeschoben.
844. Worauf beruht die Wirkung des Verfahrens?	844. Die Wirkung des Verfahrens beruht darauf, daß das sich entwickelnde Gas, welches schwerer als Luft ist, sich in den Bau der Schädlinge senkt und die Gänge derselben durchdringt, wobei die von Gas erfaßten Mäuse rasch zugrunde gehen.

V. Besonders zu beachtende Regeln.

1. Die Desinfektoren und Schwestern haben in allen Fällen, wo ihnen bei der Ausführung der Desinfektion Schwierigkeiten bereitet werden, sofort ihrem Vorgesetzten, gegebenenfalls der Ortspolizeibehörde hiervon Mitteilung zu machen.

2. Die Desinfektoren und Schwestern haben bei ihren Besuchen in den Häusern der Kranken sich jeglicher Eingriffe in die Behandlung und jeglicher Kritik der ärztlichen Anordnungen zu enthalten, widrigenfalls ihnen der Berechtigungsschein zur Ausführung der Desinfektionen (staatliche Anerkennung) entzogen werden kann.

3. Die Ausführung der Desinfektion ist nur in dem vorgeschriebenen Überkleid oder Arbeitsanzug gestattet, die nach Beendigung der Desinfektion zu desinfizieren sind.

4. Jede Staubentwicklung bei der Arbeit ist möglichst zu vermeiden.

5. Der Breslauer Apparat ist feuersicher aufzustellen.

6. Gegenstände von Leder, Gummi, Pelz dürfen niemals im Dampf desinfiziert werden.

7. Die Verpackung und der Transport der zu desinfizierenden Sachen haben wie die Desinfektion einzelner Gegenstände stets mit größter Sorgfalt zu geschehen, da die Desinfektoren für etwaige Beschädigungen der ihnen anvertrauten Sachen verantwortlich sind und zum Ersatz des verursachten Schadens herangezogen werden können.

---

[1]) Zeliokörner werden von der I. G. Farbenindustrie in Leverkusen a. Rh. hergestellt.
[2]) Der Hora-Räucherapparat ist zu beziehen durch Georg Dreyer & Co., Generalvertretung der Deutschen Gesellschaft für Schädlingsbekämpfung in Frankfurt a. M.

Für den Transport verlauster Sachen hat die Zuschnürung der mit 5%iger Kresolseifenlösung oder 5%iger Karbolsäurelösung getränkten äußeren Umhüllungen so sicher zu erfolgen, daß ein Auswandern der Läuse ausgeschlossen ist.

8. Weder auf dem Hin- noch auf dem Rückwege dürfen die Desinfektoren andere Häuser als diejenigen, aus denen sie die Gegenstände holen oder zurückschaffen, betreten.

9. Es darf weder während der Desinfektion in den Wohnungen noch in den Räumen der Anstalt gegessen, getrunken oder geraucht werden. Ebensowenig dürfen Speisen und Getränke in den Desinfektions- und Lagerräumen der Anstalt aufbewahrt werden.

10. Nach beendigtem Dienst hat der Desinfektor unverzüglich und ehe er mit anderen Personen in Berührung kommt, in der Anstalt ein Bad zu nehmen.

C. Anhang.

Anleitungen zur Entnahme und Versendung von Untersuchungsmaterial.

I.

Anleitung zur Entnahme und Einsendung von typhus-, paratyphus- und ruhrverdächtigem Material an die bakteriologischen Untersuchungsanstalten.

Der Desinfektor oder die Schwester haben im Auftrage des Amtsarztes oder der Ortspolizeibehörde typhus-, paratyphus- und ruhrverdächtiges Material von Kranken[1]), krankheitsverdächtigen[2]), ansteckungsverdächtigen[3]) Personen oder Personen, die Typhus, Paratyphus oder Ruhr überstanden haben, in den ihnen näher angegebenen Zwischenräumen zu entnehmen und an die ihnen bezeichnete bakteriologische Untersuchungsanstalt einzusenden.

Bei Typhus und Paratyphus kommt für den Desinfektor oder die Schwester die Entnahme von Stuhl und Urin, bei Ruhr nur die des Stuhls in Betracht.

Hierbei sind die folgenden Punkte zu beachten:

1. Die zu benutzenden Gläser[4]) dürfen nicht zu dünnwandig sein und müssen mit einem Korke oder Gummistopfen fest verschlossen werden können. An den für die Aufnahme von Stuhl bestimmten Gläsern befindet sich gewöhnlich ein kleiner Entnahmelöffel in dem Korkstopfen.

2. Es sind einige Kubikzentimeter Stuhl oder Urin in die Gläser einzufüllen (d. i. Anfüllen der aus der Apotheke bezogenen Gläser bis etwa zur Hälfte).

3. Es ist streng darauf zu achten, daß das zur Untersuchung bestimmte Material vorher nicht mit einem Desinfektionsmittel in Berührung gekommen ist.

4. Ist beim Einfüllen das Glas oder der Stopfen an seiner Außenseite mit dem Untersuchungsmaterial in Berührung gekommen, so ist das erst fest verschlossene Glas äußerlich mit 5%iger Kresolseifenlösung oder 2%iger Sanatollösung abzuwaschen.

---

[1]) „Krank" im Sinne der Reichsverordnung zur Bekämpfung übertragbarer Krankheiten vom 1. Dezember 1938 sind solche Personen, bei welchen eine der in diesem Gesetz aufgeführten Krankheiten (darunter auch Typhus, Paratyphus und Ruhr) festgestellt ist.

[2]) „Krankheitsverdächtig" sind solche Personen, welche unter Erscheinungen erkrankt sind, die den Ausbruch einer der dort aufgeführten Krankheiten rechtfertigen.

[3]) „Ansteckungsverdächtig" sind solche Personen, bei welchen zwar Krankheitserscheinungen noch nicht vorliegen, bei denen aber infolge ihrer nahen Berührung mit Kranken die Besorgnis gerechtfertigt ist, daß sie den Ansteckungsstoff einer dort aufgeführten Krankheit in sich aufgenommen haben.

[4]) In den Apotheken fast aller deutschen Länder werden jetzt geeignete Gläser in der vorgeschriebenen Verpackung vorrätig gehalten und können von dort kostenlos bezogen werden.

5. Nach jeder Entnahme haben der Desinfektor oder die Schwester die Abgänge und darauf ihre Hände in der vorgeschriebenen Weise zu desinfizieren.

6. Jeder Sendung ist ein Begleitschein beizugeben, auf dem zu verzeichnen ist:
   a) Name
   b) Geschlecht
   c) Alter
   d) Wohnort } des Erkrankten;
   e) die mutmaßliche Erkrankung;
   f) Tag der Krankheit;
   g) Tag des Todes;
   h) Tag und Stunde der Entnahme des Materials;
   i) Name und Wohnort des behandelnden Arztes — Amtsarztes — oder die Ortspolizeibehörde, in deren Auftrag die Entnahme erfolgt ist;
   k) Name und Wohnort des absendenden Desinfektors.

7. Das mit Kork bzw. Gummistopfen fest verschlossene Glas wird in der vorgeschriebenen Weise in einer Blechhülse und diese in einer Holzhülle eingeschlossen und das Ganze samt Begleitschein in einem starken Briefbeutel zuverlässig verpackt. Letzterer muß mit deutlicher Adresse sowie mit dem Vermerke „Vorsicht" versehen werden.

8. Sowohl bei der Entnahme als auch bei der Verpackung und Versendung des Untersuchungsmaterials ist jeder Zeitverlust zu vermeiden.

II.

Anleitung zur Entnahme und Einsendung von tuberkuloseverdächtigem Material an die bakteriologischen Untersuchungsanstalten.

Als tuberkuloseverdächtiges Material kommen in erster Linie Lungen- und Kehlkopfauswurf, dann auch Urin, Eiter, Wirbelkanalflüssigkeit usw. in Betracht.

Bei der Entnahme und Einsendung des Lungen- und Kehlkopfauswurfs hat der Desinfektor oder die Schwester folgende Punkte zu beachten:

1. Zur Untersuchung eignet sich am besten der morgens durch Husten entleerte Lungen- bzw. Kehlkopfauswurf.

2. Zur Aufnahme des Materials dienen nicht zu dünnwandige Gläser[1]), welche mit einem Korke oder besser mit einem Gummistopfen fest verschlossen werden können.

3. Der zur Untersuchung bestimmte Auswurf wird entweder womöglich unmittelbar in das Versandgefäß vom Kranken entleert oder in dasselbe aus dem vorher benutzten Speigefäß übergefüllt.

4. Beim Einfüllen sind besonders die eitrigen Auswurfteile zu berücksichtigen. Das Versandgefäß wird womöglich bis zur Hälfte mit dem Auswurfe oder dem sonst in Betracht kommenden tuberkuloseverdächtigen Materiale angefüllt.

Im übrigen ist nach den auf S. 95 u. 96 unter Ziffer 3—8 angegebenen Punkten zu verfahren. Nur ist statt der 5%igen Kresolseifenlösung eine 5%ige Alkalysol- oder 6%ige Rohchloraminlösung zu verwenden.

---

[1]) Gläser für tuberkuloseverdächtiges Material werden in der vorgeschriebenen Verpackung in den Apotheken fast aller deutschen Länder vorrätig gehalten und können von dort kostenlos bezogen werden.

III.

Anleitung zur Entnahme und Einsendung von diphtherie- und scharlachverdächtigem Material an die bakteriologischen Untersuchungsanstalten.

Hierbei sind folgende Punkte zu beachten:

1. Zur Aufnahme des Materials dienen schmale Röhrchen[1]), die mit einem Korke verschlossen sind, an dem ein mit einem sterilen Wattebäuschchen umwickelter Draht sich befindet.
2. Zwecks Entnahme des Materials wird der verdächtige Belag oder die beiden Mandeln mit dem Wattebausch — gegebenenfalls bei gleichzeitigem Herabdrücken der Zunge mit einem Spatel oder dergleichen — vorsichtig abgestrichen. Der Wattebausch wird darauf sofort wieder in das Röhrchen zurückversenkt.
3. Vor der Entnahme des Materials soll der Kranke nicht mit desinfizierenden Flüssigkeiten gurgeln.
4. Nach jeder Entnahme hat der Desinfektor oder die Pflegeperson die Hände in der vorgeschriebenen Weise zu desinfizieren.

Im übrigen ist nach den auf S. 96 unter Ziffer 6—8 angegebenen Punkten zu verfahren.

IV.

Anleitung zur Entnahme und Versendung von Wasserproben zur chemischen Untersuchung.

1. Jede Verunreinigung des Wassers durch die Probeentnahme ist sorgfältig zu vermeiden.
2. Als Entnahmegefäße sollen nur Glasflaschen aus farblosem Glase (womöglich neue) verwendet werden, da man sich bei diesen am besten von der Reinheit der Flaschen überzeugen kann.
3. Die Flaschen werden zuerst mit heißem und darauf mit kaltem Wasser gründlich gereinigt. An Ort und Stelle werden die Flaschen nochmals dreimal mit dem zu untersuchenden Wasser ausgespült und alsdann nahezu voll gefüllt.
4. Hinsichtlich der Einfüllung bzw. Entnahme des Wassers ist nachfolgendes zu beachten:

   a) Quellwasser läßt man direkt oder mittels eines vorher gut gereinigten Trichters in die Flaschen einlaufen;
   b) bei Pumpbrunnen muß erst 10 Minuten lang langsam und gleichmäßig abgepumpt werden, ehe man die Entnahme vornimmt;
   c) bei Kessel- oder Schöpfbrunnen wird ein vorher sorgfältig außen und innen gereinigter Eimer dreimal mit dem zu untersuchenden Wasser gefüllt und ausgespült, ehe man aus dem vierten Eimer die Wasserprobe entnimmt;
   d) bei zentralen Wasserleitungen läßt man das Wasser erst eine halbe Stunde lang aus dem Zapfhahne ablaufen, bevor man die Flaschen füllt;
   e) bei Fluß- und Teichwasser werden die Flaschen nach vorausgegangener gründlicher Spülung durch Eintauchen derselben unter den Wasserspiegel gefüllt.

---

[1]) In den Apotheken fast aller deutschen Länder werden jetzt geeignete Röhrchen in der vorgeschriebenen Verpackung vorrätig gehalten und können von dort kostenlos bezogen werden.

5. Nach der Füllung der Flaschen werden dieselben womöglich mit einem Glasstopfen, sonst mit einem neuen, vorher ausgekochten und mit dem zu untersuchenden Wasser abgespülten Korke fest verschlossen, mit Pergamentpapier überbunden und etikettiert.

6. Auf dem Etikette sind die Wasserentnahmestelle und das Datum der Entnahme näher zu bezeichnen. Außerdem ist auf einem besonderen Begleitscheine noch anzugeben der Name und Wohnort des Arztes — Amtsarztes — oder die Ortspolizeibehörde, in deren Auftrag die Entnahme erfolgt ist, Name und Wohnort des einsendenden Desinfektors, ferner, wenn möglich, noch sonstige nähere Angaben bezüglich des Wassers bzw. seines Ursprungs.

7. Die zur chemischen Untersuchung erforderliche Wassermenge muß wenigstens 2 l betragen.

8. Die gefüllten und bezeichneten Flaschen sind in einer festen Kiste (keine Pappschachteln!) mit Holzwolle, Sägemehl oder dgl. vor Bruch gesichert zu verpacken und dann durch die Post als gewöhnliches Paket zu versenden.

V.

Anleitung zur Entnahme und Versendung von Wasserproben zur Untersuchung auf Bacterium coli, Typhus- und Ruhrbazillen.

Die Entnahme von Wasserproben für bakteriologische Zwecke hat unter noch größeren Vorsichtsmaßregeln zu geschehen als die für die chemische Untersuchung. So sind zunächst nur Gefäße zu verwenden, welche vorher durch Hitzewirkung keimfrei (steril) gemacht sind. Dann ist bei der Probeentnahme selbst Bedacht zu nehmen, daß das zu untersuchende Wasser ohne irgendwelche fremde Beimengungen gewonnen wird, insbesondere, daß jede fremde bakterielle Verunreinigung ausgeschlossen bleibt. Der Transport der Wasserproben hat auf dem raschesten Wege zu erfolgen.

Des näheren ist auf folgende Punkte besonders zu achten:

1. Zur Aufnahme des Wassers zur Untersuchung auf Bacterium coli dienen etwa 500 ccm fassende Glasflaschen mit Glasstopfen oder Flaschen mit Patent-Gummiverschluß. Sie werden bei geöffnetem Verschluß samt dem Stopfen eine Viertelstunde lang, von Wasser ganz bedeckt, ausgekocht, sodann geleert, abgekühlt und sobald als möglich mit dem zu untersuchenden Wasser gefüllt. Es können derartige schon keimfrei gemachte Gefäße auch von den zuständigen Untersuchungsanstalten[1]) bezogen werden und sind dann sobald als möglich zu verwenden.

2. Der Verschluß der keimfrei gemachten Entnahmegefäße darf erst unmittelbar vor deren Benutzung geöffnet werden.

3. Bei der Entnahme von Quellwasser ist ein Aufstellen der Entnahmegefäße auf den Boden, das Hineinfallen von Erde, Staub und sonstigen Verunreinigungen in das Quellwasser durchaus zu vermeiden.

4. Handelt es sich um die Wasserentnahme bei Pumpbrunnen oder zentralen Wasserleitungen an der Zapfstelle, so wird bei ersteren zuvor 10 Minuten lang abgepumpt, bei letzteren läßt man das Wasser erst eine halbe Stunde lang aus dem Zapfhahne ausfließen.

---

[1]) Die Reichsanstalt für Wasser- und Luftgüte in Berlin-Dahlem kommt dafür jedoch nicht in Betracht.

5. Zur Entnahme von Wasserproben aus einem Kessel- oder Schöpfbrunnen, aus einem Flusse, Teiche oder dgl. aus einer bestimmten
Tiefe sind besondere Entnahmeapparate erforderlich, zu deren Hand-
habung der Desinfektor einer speziellen Anweisung seitens des Amtsarztes bedarf.

6. Unmittelbar vor dem Auffangen der Wasserproben muß der Desinfektor
seine Hände gründlich reinigen. Beim Auffangen des Wassers hat der
Desinfektor strenge darauf zu achten, daß seine Finger von der Flaschen-
öffnung möglichst entfernt bleiben, und daß er den Glasstopfen oder
sonstigen Verschluß nur an dem oberen Ende anfaßt. Ist aus Unvor-
sichtigkeit eine Berührung des oberen Flaschenrandes oder des unteren
Endes des Verschlusses erfolgt, so ist die betreffende Flasche von der
Verwendung auszuschließen.

7. Nach der Füllung werden die Gefäße sorgfältig verschlossen und etikettiert. Auf der Etikette ist die Wasserentnahmestelle und die Zeit
(Tag und Stunde) der Entnahme zu verzeichnen. Außerdem ist auf einem
besonderen Begleitscheine noch anzugeben der Name und Wohnort
des Arztes — Amtsarztes — oder die Ortspolizeibehörde, in deren Auftrag die Entnahme erfolgt ist, Name und Wohnort des einsendenden
Desinfektors, ferner, wenn möglich, noch sonstige nähere Angaben bezüglich des Wassers bzw. seines Ursprungs.

8. Soll ein Wasser nur auf Bacterium coli untersucht werden, so genügt
im allgemeinen die Einsendung von 500 ccm Wasser.

   Soll dagegen ein Wasser auf Typhus- oder Ruhrbazillen geprüft
werden, so sind wenigstens 2 l des betreffenden Wassers, vorschriftsmäßig
entnommen, einzusenden.

9. Die gefüllten und bezeichneten Gefäße sind sofort mit Holzwolle, Sägemehl oder dgl., und zwar mit kleinen Eisstückchen vermischt, in einer
festen Holz- oder Blechkiste (keine Pappschachtel!) gut zu verpacken.
Die Verwendung von Eisstückchen, namentlich in der wärmeren Jahres-
zeit, hat deshalb zu erfolgen, um eine Vermehrung der Keime der Wasserproben möglichst hintanzuhalten.

10. Die entnommenen Wasserproben müssen sofort nach ihrer Verpackung
auf der Post als Eilpaket aufgegeben werden, damit die Proben spä-
testens 24 Stunden nach der Entnahme in der Untersuchungsanstalt
eintreffen. Die Entnahme und Versendung von Wasserproben zur
bakteriologischen Untersuchung hat daher an einem Tage vor einem Sonn-
oder Feiertage zu unterbleiben.

Anlagen.

Gang der Desinfektion bzw. der Entlausung und Desinfektion.

Verzeichnis der Anlagen.

Druck: Gebrüder Stiepel K.-G., Reichenberg, Sudetenland

Anlage A.

Gang bei der Überwachung der laufenden Desinfektion seitens des Desinfektors[1]).

a) Jedesmal mitzuführende Gegenstände:

1. 1 Tasche aus Segeltuch zur Aufnahme der folgenden Utensilien,
2. 2 waschbare Überkleider, jedes in einem besonderen Leinwandbeutel (wenn mehrere Desinfektionen bei verschiedenen Krankheiten auf demselben Rundgange zu überwachen sind, entsprechend mehr Überkleider),
3. 4 Handtücher,
4. einige weiche Wischtücher,
5. 1 Scheuerbürste,
6. 1 emailliertes Waschbecken, 1 Handbürste, 1 Nagelreiniger,
7. 1 Liter Kresolseifenlösung[2]),
8. 1 Liter Sanatol[2]),
9. $^1/_4$ kg Soda (in Blechdose),
10. 2 kg frischen Chlorkalk in Blechgefäß (in ländlichen Verhältnissen meist entbehrlich),
11. 2 Meßgefäße (zu 1 l und $^1/_2$ l, letzteres mit Teilstrichen).

Anmerkung: Bei der fortlaufenden Desinfektion wegen übertragbarer Gehirnentzündung, übertragbarer Kinderlähmung, Typhus, Paratyphus, bakt. Lebensmittelvergiftung, Ruhr, Weil'scher Krankheit und Cholera ist noch eine ausreichende Menge Ätzkalk und etwas rotes Lackmuspapier mitzuführen bzw. zu beschaffen.

Bei der fortlaufenden Desinfektion wegen Tuberkulose ist anstatt 1 Liter Kresolseifenlösung oder 1 Liter Sanatol oder 1 Liter Alkalysol oder 1 kg Rohchloramin mitzuführen.

b) Ausführung der fortlaufenden Desinfektion:

(Die nachstehende Reihenfolge kann naturgemäß nicht immer innegehalten werden.)

1. Anlegen des Überkleides vor dem Betreten des Krankenzimmers.
2. Kontrolle der Absonderung des Kranken.
3. Erkundigung nach dem Verbleib der Ausscheidungen des Kranken, der benutzten Leib- und Bettwäsche usf. zur alsbaldigen Desinfektion.
4. Kontrolle der Ausstattung des Krankenzimmers mit den nötigen Utensilien, gegebenenfalls Veranlassung der Ergänzung derselben.

Es muß im Krankenzimmer vorhanden sein:

a) ein geräumiges Gefäß zum Einlegen beschmutzter Bett- und Leibwäsche u. dgl. mehr,
b) ein Gas-, Petroleum- oder Spirituskocher zum Auskochen von Eß- und Trinkgeschirr und die dazu nötigen Töpfe und Tücher,

---

[1]) Für die Beschaffung der zur laufenden Desinfektion notwendigen Gerätschaften und Desinfektionsmittel hat der Haushaltungsvorstand oder im Falle des Unvermögens der jeweils hierzu verpflichtete Verband zu sorgen. Insoweit die zur Desinfektion notwendigen Gerätschaften und Desinfektionsmittel nicht zur Stelle sind, hat der Desinfektor den Haushaltungsvorstand um deren Beschaffung höflichst zu ersuchen, im Weigerungsfalle hat er hiervon seinem Vorgesetzten bzw. der Ortspolizeibehörde Anzeige zu erstatten.

[2]) An Stelle der Kresolseifenlösung und des Sanatols können auch andere, auf S. 33—39 aufgeführte, seifenhaltige und seifenfreie Desinfektionsmittel entsprechend ihrer Verwendbarkeit für die einzelnen Gegenstände als Austauschmittel benutzt werden.

   c) ein Schrubber mit Scheuertuch und ein Eimer zur Reinigung des
      Krankenzimmers,
   d) eine Waschvorrichtung (2 Waschschüsseln, eine Handbürste, Seife und
      Handtücher) zur Händedesinfektion,
   e) die zur eigentlichen Krankenpflege notwendigen Gerätschaften, wie
      Stechbecken, Speigläser, Wattebäusche oder Mulläppchen zur Auf-
      nahme von Ausscheidungen des Kranken,
   f) die erforderlichen Desinfektionsmittel in ausreichender Menge, Meß-
      gefäße zum Abmessen derselben und 2 waschbare Überkleider.

5. Bereitung der Desinfektionsflüssigkeiten, gegebenenfalls Unterweisung
   der Pflegepersonen in der Herstellung und Anwendung der Desinfektionsmittel.
6. Desinfektion der Absonderungen des Kranken, der beschmutzten Leib-
   und Bettwäsche, und zwar möglichst sofort.
7. Desinfektion von Wasch- und Badewässern sofort nach Benutzung.
8. Desinfektion von Eß- und Trinkgeschirr, Messer und Gabeln u. dgl. sofort nach Benutzung.
9. Desinfektion des benutzten Aborts, etwa beschmutzter Holz- und Metallteile (des Fußbodens, der Wände, Türen, Fenster usw.) des Krankenzimmers.
10. Sofortige Desinfektion beschmutzter Körperteile des Kranken.
11. Waschen der Hände der Pflegeperson oder des Desinfektors vor und
    unmittelbar nach Berührung des Kranken oder seiner Ausscheidungen
    in 5%iger Kresolseifenlösung oder 2%iger Sanatollösung.
12. Täglich feuchte Reinigung des Krankenzimmers.
13. Desinfektion der Hände und Unterarme, eventuell auch des Gesichts
    der Pflegeperson oder des Desinfektors vor dem Verlassen des Kranken-
    zimmers.
14. Aufhängen des Überkleides in der Nähe der Tür bzw. Verpacken des-
    selben in einem mit 5%iger Kresolseifenlösung oder 2%iger Sanatol-
    lösung getränkten Beutel zwecks Mitnahme desselben.

Anlage B.
___

Gang bei einer chemisch-mechanischen Schlußdesinfektion

(bei den meisten übertragbaren Krankheiten mit geringen Abweichungen
ausreichend).

a) Mitzuführende Gegenstände:

1. 1 Tasche zum Transportieren des Arbeitsanzuges,
2. 4 große, inwendig lackierte Blecheimer zum Ineinandersetzen (dienen zugleich zum Verpacken der Gerätschaften),
3. 4 Handtücher,
4. 1 spitze Möbelbürste für Polstermöbel,
5. 1 starke Handbürste, 1 Schrubber,
6. 2 Scheuertücher, einige weiße Wischtücher,
7. Meßgefäße zu 1 Liter u. $\frac{1}{2}$ Liter, letzteres mit Teilstrichen,
8. 2 Liter Kresolseifenlösung[1]),
9. 2 Liter Sanatol[1]),
10. $\frac{1}{2}$ Liter Formaldehydlösung (35 %ig),
11. 1 kg Kaliseife (Schmierseife, grüne Seife oder schwarze Seife),
12. $\frac{1}{4}$ kg Soda in Blechdose,
13. 2 kg frischer Chlorkalk in Blechgefäß[2]),
14. 10 kg Ätzkalk und etwas rotes Lackmuspapier[2]).

b) Ausführung der Desinfektion.

1. Anlegen des Arbeitsanzuges.
2. Bereitung der Desinfektionsflüssigkeiten (5 %ige Kresolseifenlösung oder 2 %ige Sanatollösung).
3. Einlegen der beschmutzten Überzüge der Betten und Bettlaken für 2 Stunden in 5 %ige Kresolseifenlösung oder 2 %ige Sanatollösung, nachher Spülen in Wasser.
4. Gründliches Abreiben oder Abbürsten von Matratzen, Strohsäcken, Betten, Bettstelle, Nachttisch, Bettvorlage und der Wandfläche in der Nähe des Bettes mit 2 %iger Sanatollösung.
5. Aufwischen des Fußbodens und der Scheuerleisten mit 2 %iger Sanatollösung.
6. Ausscheuern der von den Kranken benutzten Waschbecken und Badewannen mit 5 %iger Kresolseifenlösung oder 2 %iger Sanatollösung.
7. Einlegen von Zahn- und Nagelbürsten für 2 Stunden in 2 %ige Sanatol- oder 1 %ige Formaldehydlösung, dann Nachspülen mit Wasser.
8. Auskochen von Eß- und Trinkgerät 15 Minuten lang in 2 %iger Sodalösung, soweit nicht auskochbar Einlegen für 2 Stunden in 2 %ige Sanatol- oder 1 %ige Formaldehydlösung und alsdann Nachspülen in Wasser.
9. Abreiben von Spielsachen, gebrauchten Büchern u. dgl. mit 2 %iger Sanatol- oder 1 %iger Formaldehydlösung.
10. Abreiben bzw. Abbürsten vom Kranken getragener Kleider mit 2 %iger Sanatol- oder 1 %iger Formaldehydlösung.

___

[1]) An Stelle der Kresolseifenlösung und des Sanatols können auch andere, auf S. 33—39 aufgeführte, seifenhaltige und seifenfreie Desinfektionsmittel entsprechend ihrer Verwendbarkeit für die einzelnen Gegenstände als Austauschmittel benutzt werden.

[2]) Nur mitzuführen bei übertragbarer Gehirnentzündung, übertragbarer Kinderlähmung, Typhus, Paratyphus, bakt. Lebensmittelvergiftung, Ruhr und Weil'scher Krankheit.

11. Einlegen getragener Leibwäsche, Taschen- und Handtücher für 2 Stunden in 5%ige Kresolseifenlösung oder 2%ige Sanatollösung.
12. Bereitung etwa notwendiger Chlorkalkmilch[1]).
13. Bereitung der Kalkmilch[1]).
14. Desinfektion der Ausleerungen und Absonderungen des Kranken in Nachtgeschirren, Stechbecken u. dgl.[1]).
15. Abwaschen des Sitzbrettes, Deckels und Fußbodens des Aborts mittels in 5%iger Kresolseifenlösung oder 2%iger Sanatollösung getränkten Lappens[1]).
16. Desinfektion der Abortgrube[1]).
17. Desinfektion der Düngerstätte, Rinnsteine, Kanäle usw.[1]).
18. Reinigung des Gesichts, des Bartes und der Hände mit 2%iger Sanatollösung.
19. Auswaschen der in 5%iger Kresolseifenlösung oder 2%iger Sanatollösung eingelegten Wäsche u. dgl.
20. Reinigung der benutzten Gerätschaften in 5%iger Kresolseifenlösung oder 2%iger Sanatollösung, darauf in Wasser.
21. Gründliche Reinigung des Raumes mit heißer Seifenlösung und einer reichlichen Menge Wasser und ausgiebige Lüftung des Raumes.
22. Ausgießen der bei der Desinfektion gebrauchten Flüssigkeiten in den Abort.

---

[1]) Nur bei übertragbarer Gehirnentzündung, übertragbarer Kinderlähmung, Typhus, Paratyphus, bakt. Lebensmittelvergiftung, Ruhr und Weil'scher Krankheit vorgeschrieben.

Beispiel des Ganges einer Schlußdesinfektion unter Zuhilfenahme der Formaldehyddesinfektion.

a) Mitzuführende Gegenstände (für 150 cbm Rauminhalt ausreichend):

1. 1 Tasche aus Leinen zum Transportieren des Arbeitsanzuges,
2. 1 Mundschwamm mit Gummiband,
3. 1 Paket Watte,
4. $^1/_4$ kg Wattestreifen,
5. $^1/_2$ kg Fensterkitt (i. Blechdose),
6. 1 Glaserkittmesser,
7. Packpapier, Stärkekleister (in Blechdose),
8. 1 Kleisterpinsel, Schere und Stecknadeln,
9. 1 Maßstab, 1 Bleistift,
10. 1 eisernes, zusammenklappbares Gestell,
11. 1 Paket Schnur,
12. 4 Handtücher,
13. 1 spitze Möbelbürste für Polstermöbel,
14. 1 starke Handbürste,
15. 2 Scheuertücher, einige weiche Wischtücher,
16. Wäscheleinen,
17. Einige Holzklötze,
18. Einige Kleiderbügel,
19. 3 große Blecheimer. inwendig lackiert (dienen zugleich zum Verpacken der Gerätschaften),
20. 2 Liter Kresolseifenlösung[1]),
21. 2 Liter Sanatol[1]),
22. 1 kg Kaliseife (Schmierseife, grüne Seife oder schwarze Seife),
23. $^1/_4$ kg Soda in Blechdose,
24. 2 kg frischer Chlorkalk in Blechgefäß,
25. 3 Liter Formaldehydlösung (35%ig),
26. $2^1/_2$ Liter Brennspiritus,
27. 1 Ammoniakentwickler nebst Schlauch,
28. 2 Liter Ammoniak (25%ig),
29. Meßgefäße zu 1 Liter und $^1/_2$ Liter, letzteres mit Teilstrichen,
30. eine Blechrinne zum Auffangen verspritzter Ammoniaktropfen,
31. 1 Formalinverdampfungsapparat (hat der zu desinfizierende Raum über 100 cbm Inhalt, so sind 2 Apparate zu verwenden),
32. 2 Tabellen zur Berechnung:
    - a) der Formalin-, Wasser- und Spiritusmenge,
    - b) der Ammoniak- und Spiritusmenge, bzw. diese Anlage.

b) Ausführung der Desinfektion:

1. Anlegen des Anzuges,
2. Bereitung der Desinfektionsflüssigkeiten (5%ige Kresolseifenlösung oder 2%ige Sanatollösung).
3. Vorbinden des Schwammes.
4. Entfernung wertvoller Pflanzen und lebender Tiere aus dem Zimmer.
5. Einlegen von Bettbezügen und beschmutzter Wäsche in 5%ige Kresolseifenlösung oder 2%ige Sanatollösung.
6. Abwaschen beschmutzter Holzteile mit 5%iger Kresolseifenlösung oder 2%iger Sanatollösung und Nachreiben mit trockenen Wischtüchern.

---

[1]) An Stelle der Kresolseifenlösung und des Sanatols können auch andere, auf S. 33—39 aufgeführte, seifenhaltige und seifenfreie Desinfektionsmittel entsprechend ihrer Verwendbarkeit für die einzelnen Gegenstände als Austauschmittel benutzt werden.

Kirstein, Leitfaden. 20. Aufl.

 7. Befeuchtung der mit dem Kranken in Berührung gekommenen Plüsch-
    und ähnlichen Möbelüberzüge, Gummi-, Leder- und Pelzsachen mit
    2%iger Sanatollösung.
 8. Befeuchtung von Spalten, Rissen und Fugen des Fußbodens und der
    Wände mit 2%iger Sanatollösung.
 9. Abwaschen der Lagerstellen und der in ihrer Umgebung auf wenigstens
    2 m Entfernung befindlichen Gerätschaften, Wand- und Fußboden-
    flächen mit 2%iger Sanatollösung.
10. Abreiben warmer Öfen und warmer Wandteile mit in 2%iger Sanatol-
    lösung befeuchteter Bürste.
11. Abrücken der Möbel von den Wänden, Öffnen der Schranktüren, Heraus-
    ziehen der Schübe usw.
12. Aufhängen von Betten, Decken, kleineren Teppichen, Kleidern u. dgl.
13. Desinfektion etwaiger Ausscheidungen des Kranken und des Wasch-
    wassers.
14. Einlegen von Zahn- und Nagelbürsten für 2 Stunden in 2%ige Sanatol-
    oder 1%ige Formaldehydlösung.
15. Auskochen von vorgefundenem Eß- und Trinkgeschirr, Messern und
    Gabeln in 2%iger Sodalösung bzw. Einlegen in 2%ige Sanatol- oder
    1%ige Formaldehydlösung für 2 Stunden.
16. Abwaschen von vorgefundenen Spielsachen mit 2%iger Sanatol- oder
    1%iger Formaldehydlösung oder Verbrennen derselben.
17. Abdichtung des Raumes.
18. Durchstecken des Rohres der Blechrinne durch das Schlüsselloch der
    Außentür.
19. Berechnung des Kubikinhaltes des Raumes.
20. Einfüllen der erforderlichen Formalin- und Spiritusmengen in den
    Apparat.
21. Zweckmäßige und feuersichere Aufstellung des Apparates (allenfalls
    außerhalb des Raumes).
22. Anzünden des Spiritus.
23. Aufhängen des Arbeitsanzuges und des Schwammes im Raume.
24. Reinigung des Gesichtes, Bartes und der Hände mit 2%iger Sanatol-
    lösung.
25 Abdichten der Tür von außen.
26. Einleiten des Ammoniaks.
27. Öffnen des Zimmers und der Fenster.
28. Auswaschen der in 5%iger Kresolseifenlösung oder 2%iger Sanatol-
    lösung eingelegten Wäsche.
29. Reinigung der benutzten Gerätschaften in 5%iger Kresolseifenlösung
    oder 2%iger Sanatollösung, darauf in Wasser.
30. Gründliche Reinigung des Raumes mit heißer Seifenlösung und einer
    reichlichen Menge Wasser.
31. Ausgießen der gebrauchten Flüssigkeiten und vorgefundenen Arzneien
    in den Abort.
32. Abreiben polierter Möbel und Metallteile mit trockenen Wischtüchern.
33. Einordnen der Sachen.

Tabellen
zur Formalindesinfektion nach der Breslauer Methode.

Um 4 g Formaldehyd auf 1 cbm Raum zu entwickeln, ist der Breslauer Apparat zu beschicken mit:

Raumgröße in cbm	Form-aldehyd 35%	Wasser	Spiritus 90%	Ammoniak 25%	Spiritus 90%
10	400	600	200	150	15
20	550	850	300	300	30
30	650	1000	400	400	40
40	800	1200	500	550	50
50	900	1350	550	600	60
60	1000	1500	600	750	75
70	1150	1750	750	900	90
80	1250	1850	800	1000	100
90	1400	2100	900	1150	120
100	1500	2250	1000	1200	130
110	1650	2500	1050	1350	140
120	1750	2650	1150	1500	150
130	1900	2850	1250	1600	160
140	2000	3000	1300	1750	170
150	2100	3150	1350	1800	180

Anmerkung: Bei überfüllten Räumen ist die Einwirkungsdauer des Formaldehyd-gases von 4 Stunden auf 7 Stunden zu verlängern.

Beispiel des Ganges einer Schlußdesinfektion
unter Zuhilfenahme der Dampfdesinfektion.

In jedem Falle zu befolgen bei **Cholera**, möglichst auch bei **Tuberkulose**[1]).

a) Mitzuführende Gegenstände[1]):

1. 1 besonderer Transportwagen zur Aufnahme der zu desinfizierenden Gegenstände,
2. 1 Tasche zum Transportieren des Arbeitsanzuges,
3. 4 große, inwendig lackierte Blecheimer,
4. 4 Handtücher,
5. 1 spitze Möbelbürste für Polstermöbel,
6. 1 Handbürste, 1 Schrubber,
7. 2 Scheuertücher, einige weiche Wischtücher,
8. 1 Maßstab, 1 Bleistift,
9. Meßgefäße zu 1 Liter u. $^1/_2$ Liter, letzteres mit Teilstrichen,
10. 4 Überzüge für Matratzen, 10 größere Umhüllungen für Betten, Teppiche, Decken u. dgl., 10 Beutel für Wäsche, Kleider u. dgl.,
11. 1 Paket Schnur,
12. 2 Liter Kresolseifenlösung[2]),
13. 2 Liter Sanatol,
14. 1 kg Kaliseife (Schmierseife, grüne Seife oder schwarze Seife),
15. $^1/_4$ kg Soda in Blechdose,
16. 2 kg frischer Chlorkalk in Blechgefäß[2]),
17. 10 kg Ätzkalk und etwas rotes Lackmuspapier[2]).

b) Ausführung der Desinfektion[3]):

1. Anlegen des Arbeitsanzuges.
2. Bereitung der Desinfektionsflüssigkeiten.
3. Einlegen beschmutzter Wäsche und waschbarer Kleidungsstücke in 5%ige Kresolseifenlösung oder 2%ige Sanatollösung (bei Tuberkulose in 5%ige Alkalysollösung oder 2%ige Sanatollösung).
4. Abwaschen und Abscheuern der Lagerstellen und der in ihrer Umgebung auf wenigstens 2 m Entfernung befindlichen Gerätschaften, Wand- und Fußbodenflächen mit 2%iger Sanatollösung (bei Tuberkulose 5%ige Alkalysollösung oder 6%ige Rohchloraminlösung), Nachreiben mit trockenen Wischtüchern.
5. Gründliche Befeuchtung der mit dem Kranken in Berührung gekommenen Plüsch- oder ähnlichen Möbelüberzüge, Gummi-, Leder- oder Pelzsachen mit 2%iger Sanatollösung (bei Tuberkulose mit 5%iger Alkalysollösung oder 2%iger Sanatollösung).

---

[1]) Bei jedem Todesfall an Tuberkulose, sowie der Überführung eines Tuberkulosekranken ins Krankenhaus empfiehlt es sich, eine Wohnungsdesinfektion möglichst unter Zuhilfenahme der Dampfdesinfektion vorzunehmen.

[2]) Bei Tuberkulose sind anstatt 2 Liter Kresolseifenlösung oder einem Austauschmittel 2 Liter Alkalysol oder 2 kg Rohchloramin mitzuführen. Dagegen brauchen die Gegenstände unter Ziffer 12, 16 und 17 nicht mitgeführt zu werden.

[3]) Bei Tuberkulose fallen die Verrichtungen unter Ziffer 9—15 weg, dafür Desinfektion des Auswurfs mit 5%iger Alkalysollösung oder 6%iger Rohchloraminlösung für 4 Stunden und Einlegen der gebrauchten Wäsche, insbesondere Bettbezüge, Taschentücher, Handtücher, sowie Zahn- und Nagelbürsten in 5%ige Alkalysollösung oder in 2%ige Sanatollösung für 4 Stunden.

Kirstein, Leitfaden. 20. Aufl.

 6. Befeuchtung von Spalten, Rissen und Fugen des Fußbodens und der Wände mit 2%iger Sanatollösung (bei Tuberkulose 5%ige Alkalysollösung oder 6%ige Rohchloraminlösung).
 7. Verpacken der Matratzen, Betten, Decken, kleineren Teppiche, Kleider usw. in den Umhüllungen und Aufstellung der Pakete vor dem Zimmer; gleichzeitiges Anfertigen zweier Verzeichnisse über die verpackten Gegenstände.
 8. Auskochen von vorgefundenem Eß- und Trinkgeschirr, Messern und Gabeln in 2%iger Sodalösung oder Einlegen in 2%ige Sanatol- oder 1%ige Formaldehydlösung für 2 Stunden (bei Tuberkulose für 4 Stunden).
 9. Bereitung etwa notwendiger Chlorkalkmilch[1]).
10. Desinfektion etwa vorhandenen Schmutzwassers (Waschwassers, Badewassers)[1]).
11. Bereitung der Kalkmilch[1]).
12. Desinfektion der Ausleerungen und Absonderungen des Kranken in Nachtgeschirren, Stechbecken u. dgl.[1]).
13. Desinfektion des Abortes, gegebenenfalls auch des Pissoirs[1]).
14. Desinfektion der Abortgrube[1]).
15. Desinfektion der Düngerstätte, Rinnsteine, Kanäle usw.[1]).
16. Verpackung des Arbeitsanzuges.
17. Reinigung des Gesichts, des Bartes und der Hände mit 2%iger Sanatollösung oder Rohchloraminlösung.
18. Beförderung der verpackten Gegenstände in dem Transportwagen nach der Anstalt.
19. Desinfektion der Gegenstände im Dampfapparat.
20. Rückbeförderung der im Dampf desinfizierten Gegenstände.
21. Ablassen des Badewassers und Desinfektion der Badewanne.
22. Auswaschen der in die Desinfektionsflüssigkeit eingelegten Wäsche.
23. Reinigung der benutzten Gerätschaften in 5%iger Kresolseifenlösung oder 2%iger Sanatollösung, bei Tuberkulose auch in den vorgenannten Lösungen, darauf in Wasser.
24. Gründliche Reinigung des Raumes mit heißer Seifenlösung und einer reichlichen Menge Wasser und ausgiebige Lüftung des Raumes.
25. Ausgießen der bei der Desinfektion gebrauchten Lösungen, der desinfizierten Flüssigkeiten und vorgefundenen Arzneien in den Abort.
26. Einordnen der Sachen.

---

[1]) Siehe Anmerkung 3 auf S. 114.

Beispiel des Ganges einer Schlußdesinfektion
unter Zuhilfenahme der Formaldehyd- und Dampfdesinfektion.

In jedem Fall zu befolgen bei **Pocken, Pest und Aussatz.**

a) Mitzuführende Gegenstände (für 150 cbm Rauminhalt ausreichend):

1. 1 besonderer Transportwagen zur Aufnahme der zu desinfizierenden Gegenstände,
2. 1 Tasche aus Leinen zum Transportieren des Arbeitsanzuges,
3. 1 Mundschwamm mit Gummiband,
4. 1 Paket Watte,
5. $1/_4$ kg Wattestreifen,
6. $1/_2$ kg Fensterkitt (in Blechdose),
7. 1 Glaskittmesser,
8. Packpapier, Stärkekleister (in Blechdose),
9. 1 Kleisterpinsel, Schere und Stecknadel,
10. 1 Maßstab, 1 Bleistift,
11. 1 eisernes, zusammenklappbares Gestell,
12. 1 Paket Schnur,
13. 3 große Blecheimer, inwendig lackiert,
14. 4 Handtücher,
15. 1 spitze Möbelbürste für Polstermöbel,
16. 1 Handbürste, 1 Schrubber,
17. 2 Scheuertücher, einige weiche Wischtücher,
18. Wäscheleinen,
19. Einige Holzklötze,
20. Einige Kleiderbügel,
21. 4 Überzüge für Matratzen, 10 größere Umhüllungen für Betten, Teppiche, Decken u. dgl., 10 Beutel für Wäsche, Kleider u. dgl.,
22. 2 Liter Kresolseifenlösung[1]),
23. 2 Liter Sanatol[1]),
24. 1 kg Kaliseife (Schmierseife, grüne Seife oder schwarze Seife),
25. $1/_4$ kg Soda in Blechdose,
26. 2 kg frischer Chlorkalk in Blechgefäß,
27. 3 Liter Formaldehydlösung (35%ig),
28. $2^1/_2$ Liter Brennspiritus,
29. 1 Ammoniak-Entwickler nebst Schlauch,
30. 2 Liter Ammoniak (25%ig),
31. Meßgefäße zu 1 Liter u. $1/_2$ Liter, letzteres mit Teilstrichen,
32. eine Blechrinne zum Auffangen verspritzter Ammoniaktropfen,
33. 1 Formalinverdampfungsapparat (hat der zu desinfizierende Raum über 100 cbm Inhalt, so sind 2 Apparate zu verwenden),
34. 2 Tabellen zur Berechnung:
    a) der Formalin-, Wasser- und Spiritusmenge,
    b) der Ammoniak- und Spiritusmenge, bzw. diese Anlage.

b) Ausführung der Desinfektion:

1. Anlegen des Anzuges.
2. Bereitung der Desinfektionsflüssigkeiten (5%ige Kresolseifenlösung bzw. 2%ige Sanatollösung).
3. Vorbinden des Schwammes.
4. Entfernung wertvoller Pflanzen und lebender Tiere aus dem Zimmer.

---

[1]) An Stelle der Kresolseifenlösung und des Sanatols können auch andere, auf S. 33—39 aufgeführte, seifenhaltige und seifenfreie Desinfektionsmittel entsprechend ihrer Verwendbarkeit für die einzelnen Gegenstände als Austauschmittel benutzt werden.

5. Einlegen von Bettbezügen und beschmutzter Wäsche in 5%ige Kresolseifenlösung oder 2%ige Sanatollösung.
6. Abwaschen beschmutzter Holzteile mit 5%iger Kresolseifenlösung oder 2%iger Sanatollösung und Nachreiben mit trockenen Wischtüchern.
7. Befeuchtung der mit dem Kranken in Berührung gekommenen Plüsch- und ähnlichen Möbelüberzüge, Gummi-, Leder- und Pelzsachen mit 2%iger Sanatollösung.
8. Befeuchtung von Spalten, Rissen und Fugen des Fußbodens und der Wände mit 2%iger Sanatollösung.
9. Abwaschen der Lagerstellen und der in ihrer Umgebung auf wenigstens 2 m Entfernung befindlichen Gerätschaften, Wand- und Fußbodenflächen mit 2%iger Sanatollösung.
10. Abreiben warmer Öfen und warmer Wandteile mit in 2%iger Sanatollösung befeuchteter Bürste.
11. Abrücken der Möbel von den Wänden, Öffnen der Schranktüren, Herausziehen der Schübe usw.
12. Verpackung der Matratzen, Betten, Decken, kleineren Teppiche, Kleider usw. in den Umhüllungen und Aufstellen der Pakete vor dem Zimmer; gleichzeitiges Anfertigen zweier Verzeichnisse über die verpackten Gegenstände.
13. Auskochen von vorgefundenem Eß- und Trinkgeschirr, Messern und Gabeln in 2%iger Sodalösung bzw. Einlegen in 2%ige Sanatollösung oder in 1%ige Formaldehydlösung.
14. Desinfektion der Ausscheidungen und Absonderungen des Kranken und des Waschwassers.
15. Abdichtung des Raumes.
16. Durchstecken des Rohres der Blechrinne durch das Schlüsselloch der Außentür.
17. Berechnung des Kubikinhaltes des Raumes.
18. Einfüllen der erforderlichen Formalin- und Spiritusmengen in den Apparat.
19. Zweckmäßige und feuersichere Aufstellung des Apparates (allenfalls außerhalb des Raumes).
20. Anzünden des Spiritus.
21. Aufhängen des Arbeitsanzuges und des Schwammes im Raume.
22. Reinigung des Gesichtes, Bartes und der Hände mit 2%iger Sanatollösung.
23. Abdichten der Tür von außen.
24. Beförderung der verpackten Gegenstände in dem Transportwagen nach der Anstalt.
25. Desinfektion der Gegenstände im Dampfapparate.
26. Rückbeförderung der im Dampf desinfizierten Gegenstände.
27. Einleiten des Ammoniaks.
28. Öffnen des Zimmers und der Fenster.
29. Auswaschen der in 5%iger Kresolseifenlösung oder 2%iger Sanatollösung eingelegten Wäsche.
30. Reinigung der benutzten Gerätschaften in 5%iger Kresolseifenlösung oder 2%iger Sanatollösung, darauf in Wasser.
31. Gründliche Reinigung des Raumes mit heißer Seifenlösung und einer reichlichen Menge Wasser.
32. Ausgießen der gebrauchten Flüssigkeiten und vorgefundenen Arzneien in den Abort.
33. Abreiben polierter Möbel und Metallteile mit trockenen Wischtüchern.
34. Einordnen der Sachen.

Tabellen
zur Formalindesinfektion nach der Breslauer Methode.

Um 5 g Formaldehyd auf 1 cbm Raum zu entwickeln, ist der Breslauer
Apparat zu beschicken mit:

Raumgröße in cbm	Form-aldehyd 35%	Wasser	Spiritus 90%	Ammoniak 25%	Spiritus 90%
10	400	600	200	150	15
20	550	850	300	300	30
30	650	1000	400	400	40
40	800	1200	500	550	50
50	900	1350	550	600	60
60	1000	1500	600	750	75
70	1150	1750	750	900	90
80	1250	1850	800	1000	100
90	1400	2100	900	1150	120
100	1500	2250	1000	1200	130
110	1650	2500	1050	1350	140
120	1750	2650	1150	1500	150
130	1900	2850	1250	1600	160
140	2000	3000	1300	1750	170
150	2100	3150	1350	1800	180

Anmerkung: Bei Pocken, Pest und Aussatz ist die Einwirkungsdauer des Formaldehydgases, wenn irgend möglich, auf 7 Stunden auszudehnen.

Gang der Entlausung und Desinfektion von Räumen bei Fleckfieber und Rückfallfieber[1])

(ohne Anwendung eines hochgiftigen Gases).

a) Mitzuführende Gegenstände:

1. 1 besonderer Transportwagen zur Aufnahme der zu entlausenden Gegenstände,
2. 1 Tasche aus Leinen zum Transportieren des Schutzanzugs nebst Schuhzeug und Gummihandschuhen,
3. 1 Bleistift,
4. 4 große Blecheimer, inwendig lackiert,
5. 4 Handtücher,
6. 1 spitze Möbelbürste für Polstermöbel,
7. 1 Handbürste, 1 Schrubber,
8. 2 Scheuertücher, einige weiche Wischtücher,
9. 4 Überzüge für Matratzen, 10 größere Umhüllungen für Betten, Teppiche, Decken u. dgl. 10 Beutel für Wäsche, Kleider u. dgl.,
10. 1 Paket Schnur,
11. 3 Liter Kresolseifenlösung oder 3 Liter verflüssigte Karbolsäure[2])
12. 1 kg Kaliseife (Schmierseife, grüne Seife oder schwarze Seife),
13. ¹/₄ kg Soda in Blechdose,
14. Meßgefäße zu 2 Liter, 1 Liter und ¹/₄ Liter, letzteres mit Teilstrichen.

b) Ausführung der Entlausung und Desinfektion.

1. Anlegen des Anzuges.
2. Bereitung der 5%igen Kresolseifenlösung oder der 5%igen Karbolsäurelösung.
3. Einlegen von Leib- und Bettwäsche sowie waschbaren Kleidungsstücken in 5%ige Kresolseifenlösung oder 5%ige Karbolsäurelösung für 2 Stunden, gegebenenfalls auch Auskochen dieser Gegenstände oder Behandlung mittels Wasserdampf oder trockener Hitze.
4. Einlegen von Kämmen, Bürsten und Lederzeug in 5%ige Kresolseifenlösung oder 5%ige Karbolsäurelösung für 2 Stunden und nachheriges Aufhängen des Lederzeuges zum Trocknen.
5. Abwaschen beschmutzter Holzteile mit 5%iger Kresolseifenlösung oder 5%iger Karbolsäurelösung und Nachreiben mit trockenen Wischtüchern.
6. Befeuchtung der mit dem Kranken in Berührung gekommenen Plüsch- und ähnlichen Möbelüberzüge, Gummi- und Pelzsachen mit 5%iger Kresolseifenlösung oder 5%iger Karbolsäurelösung (Leder- und Pelzsachen werden am sichersten durch trockene Hitze entlaust, sofern sie naß sind, sind sie vorher zu trocknen).

---

[1]) Bei der Verpackung der für den Transport nach dem Dampf- oder Heißluftapparat bestimmten Gegenstände ist die Zuschnürung der mit 5%iger Kresolseifenlösung oder 5%igen Karbolsäurelösung getränkten äußeren Umhüllungen so sicher vorzunehmen, daß ein Auswandern der Läuse unmöglich ist.

[2]) An Stelle der Kresolseifenlösung und der Karbolsäure können als Austauschmittel die seifenfreien, kresolhaltigen Präparate Liquor Cresoli Grünau und Lysol seifenfrei mitgeführt werden. Sie werden in der gleichen Verdünnung und zu den gleichen Zwecken verwendet.

Kirstein, Leitfaden. 20. Aufl.

7. Befeuchtung von Spalten, Rissen und Fugen des Fußbodens und der Wände mit 5%iger Kresolseifenlösung oder 5%iger Karbolsäurelösung.

8. Abwaschen der Lagerstellen und der in ihrer Umgebung auf wenigstens 2 m Entfernung befindlichen Möbel, Gerätschaften, Wand- und Fußbodenflächen mit 5%iger Kresolseifenlösung oder 5%iger Karbolsäurelösung.

9. Verpackung der nicht waschbaren Kleidungsstücke, Matratzen, Federbetten, Decken, kleineren Teppiche usw. in den doppelten Umhüllungen (gründliche Durchtränkung der Außenhüllen mit 5%iger Kresolseifenlösung oder 5%iger Karbolsäurelösung, sichere Zuschnürung!) und Aufstellen der Pakete vor dem Zimmer zwecks Abtransports in den Dampf- oder Heißluftapparat; gleichzeitiges Anfertigen zweier Verzeichnisse über die verpackten Gegenstände.

10. Entfernung gefüllter Waschbecken und Badewannen und Ausscheuern derselben mit 5%iger Kresolseifenlösung oder 5%iger Karbolsäurelösung und darauffolgendes Ausspülen mit Wasser.

11. Verbrennen von Gegenständen von geringem Wert (Inhalt von Strohsäcken, Lumpen u. dgl.).

12. Einlegen des Arbeitsanzuges in 5%ige Kresolseifenlösung oder 5%ige Karbolsäurelösung, ferner gründliches Abwaschen des Schuhzeugs und der Gummihandschuhe mit einer dieser Lösungen.

13. Reinigung des Gesichtes, Bartes und der Hände mit 5%iger Kresolseifenlösung oder 5%iger Karbolsäurelösung (Vorsicht, damit nichts in die Augen kommt).

14. Beförderung der verpackten Gegenstände in den Transportwagen nach der Entlausungsanstalt bzw. nach den Entlausungsapparaten.

15. Entlausung der Gegenstände im Dampf- oder Heißluftapparate.

16. Rückbeförderung der im Dampf oder in der heißen Luft entlausten Gegenstände.

17. Auswaschen der in 5%ige Kresolseifenlösung oder 5%ige Karbolsäurelösung eingelegten Wäsche, Kämme und Bürsten.

18. Reinigung der benutzten Gerätschaften in 5%iger Kresolseifenlösung oder 5%iger Karbolsäurelösung, darauf in Wasser.

19. Gründliche Reinigung des Raumes mit heißer Seifenlösung und einer reichlichen Menge Wasser.

20. Ausgießen der gebrauchten Flüssigkeiten in den Abort.

21. Einordnen der Sachen.